Ines Wurm-Fenkl

Gesundheits+ Wirbelsäulen-Gymnastik

5. Auflage

KNEIPP-VERLAG GMBH
BAD WÖRISHOFEN

ISBN 3-921 481-26-0

Printed in Germany
Umschlag: W. Kostenbader
Foto: Foto-Studio Hermann Müller, Dietmannsried
Satz: abc Fotosatz GmbH, Buchloe
Repros: Offset Repro, Kaufbeuren

Inhalt

Vorwort – Einleitung

Die „Gesundheitswelle" rollt. Jeder will etwas für sich tun, und es werden sehr viele Möglichkeiten in puncto „Bewegung" angeboten.
Es gibt Sportvereine, Volkshochschulprogramme, Fitneßstudios, Schwimmbäder, Freizeitparks und vieles mehr.
Der aktive, optimistische Mensch ist hungrig und durstig nach Bewegung; er möchte seinen Körper nicht verkümmern lassen. Deshalb ist heute allgemein bekannt, daß ein tägliches Übungsprogramm vorbeugt, abhärtet, lindert und hilft für die Einheit „Körper, Seele und Geist".

Kneipp empfiehlt:

> Viel Bewegung, Zimmergymnastik, Gartenarbeit, einen kräftigen Fußmarsch.

Schopenhauer meint:

> Gesundheit ist zwar nicht alles, aber ohne Gesundheit ist alles nichts!

Vielfach ist der Wille, ein tägliches Gymnastikprogramm durchzuführen da und so findet sich auch ein Weg. Nur, wo ist der **richtige** Weg?

Viele Fragen stehen im Raum, so z.B.:

- Wann, wo und wie beginne ich mit meinem Übungsprogramm?
- Was macht mir Spaß und Freude?
- Welche Übungen sind gesundheitsfördernd und tragen zu meiner allgemeinen körperlichen Fitneß bei?
- Welche Übungen sind eher ungünstig evtl. sogar schädlich, insbesondere für die Wirbelsäule und den gesamten Bewegungsapparat?

- Welche „Spielregeln“ habe ich in meinem täglichen Übungsprogramm zu beachten?
- Welche Möglichkeiten gibt es, daß ich auch während des Tages mit meinem Körper in Einklang komme, Atmung, Haltung und Bewegung bewußt spüre?

Solche Fragen und mehr sollen in diesem Buch ausführlich behandelt werden. Es ist mir ein besonderes Anliegen, daß die „gezielte, gesunde Bewegung“ in Verbindung mit einem gut durchdachten Übungsprogramm im Vordergrund steht.

Nicht die Quantität, sondern die Qualität der Übungen ist entscheidend!!

Herbst 1988 Die Verfasserin

10 wichtige „Spielregeln“ für das tägliche Übungsprogramm!

Die Regelmäßigkeit:

Erziehen Sie sich selbst zum regelmäßigen Übungsprogramm, das eine feste Zeit im Tagesablauf hat. Es bringt auf jeden Fall mehr, täglich 15 bis 20 Min. zu üben, als einmal in der Woche eine „Gewaltkur“ von einer Stunde, die Unlustgefühl, Muskelkater, Kopfschmerzen usw. zur Folge haben kann.

Die Umgebung:

Ein gut gelüfteter Raum, oder sogar eine Übung im Freien, bieten besonders für die Atemtätigkeit eine günstige Voraussetzung. Für Bodenübungen ist eine Unterlage (Wolldecke, Gymnastikmatte) erforderlich.

Die Kleidung:

Eine bequeme, legere Kleidung, nicht zuviel, der Körper wird erwärmt, ist sinnvoll.

Die Leistungsfähigkeit:

Geübt wird immer vom Leichten zum Schweren. Die Tagesverfassung und den jeweiligen Gesundheitszustand beachten, also die **individuelle** Leistungsfähigkeit hervorheben.

Das Alter:

In jedem Alter kann mit den Übungen begonnen werden, evtl. wird zuvor der Arzt konsultiert.

Das Übungsprogramm:

Ideal ist es, wenn der Aufbau des jeweiligen Übungsprogramms, mit Erwärmung, Gesundheits- und Wirbelsäulengymnastik (nach Wahl) sowie Abschluß beachtet wird, denn dic Übungen sind systematisch und gezielt aufgebaut.

Die Dosierung der Übungen:

Etwa 60–70 % der maximalen Muskelleistung sollte angestrebt werden, um eine optimale Kräftigung und Dehnung der Muskulatur zu erreichen.

Die Ruhepausen:

Ruhepausen sind mindestens so wichtig wie die Übung, denn erst durch die Entspannung, Lockerung und Atemintensivierung schaffen wir einen idealen Ausgleich. Verkrampfungen und Verspannungen können so gelöst werden.

Spaß und Freude:

Beides kommt mit dem Üben oder wird sogar noch verstärkt. Tägliche Bewegung steigert das Selbstbewußtsein, das Körperbewußtsein, belebt geistige und seelische Kräfte und führt zum Erfolgserlebnis. (Ausprobieren).

Musik und Handgeräte:

Musik lockert auf, bringt Stimmung und führt zu einem harmonischen Bewegungsablauf. Handgeräte erschweren das Üben, fordern Konzentration und Reaktion (mit dem Besenstiel, Handtuch oder Buch üben – es klappt!).

Aufbau des Übungsprogrammes

Erwärmung

Die Erwärmung bietet ein leichtes Herz- und Kreislauftraining, beugt so Verletzungsgefahren vor und schafft eine günstige Voraussetzung um Muskeln, Sehnen, Bänder und Gelenke für spätere Belastungen vorzubereiten.
Die passive Erwärmung durch äußere Einflüsse bringt einen optimalen Muskeltonus mit sich, damit ist ein sinnvolles Üben ebenso möglich.

> ! Bei jedem Übungsprogramm sollte die aktive oder passive Erwärmung nicht fehlen.

Gesundheits- und Wirbelsäulengymnastik

Bei diesem Übungsteil wird der gesamte Körper systematisch von Kopf bis Fuß durchgeübt. Muskelkräftigung, Muskeldehnung, Mobilisation und Lockerung wechseln in harmonischer Weise ab.

Empfehlung: Täglich ein Programm üben; bei mehr Zeit oder speziellen WS-Problemen können zwei Programme aneinandergefügt werden z.B. Gesundheitsgymnastik I und Wirbelsäulengymnastik I usw.

Übungsdauer: Jede Übung ca. 5–10 mal je nach Leistungsfähigkeit durchführen, eine gewisse Muskelspannung sollte spürbar werden.

Abschluß

Der Abschluß ist variabel. Die einen mögen es eher ruhig, die anderen flott. Wer die Entspannung liebt, sollte die angegebenen Entspannungsübungen durchführen. Beim flotteren Abschluß sind ein lockeres, spielerisches Laufen oder Schwungübungen zu empfehlen.

Abkürzungen und Erläuterungen

! Dieser Hinweis ist besonders zu beachten, um dem Sinn und Zweck der „Gesundheitsgymnastik“ gerecht zu werden.
Korrekturen werden beschrieben und erklärt. Wichtige Informationen helfen mit, die Übung zu verstehen und richtig durchzuführen.

WS – Wirbelsäule
HWS – Halswirbelsäule
BWS – Brustwirbelsäule
LWS – Lendenwirbelsäule – Kreuz
UL – Unterlage

Grundstellungen:

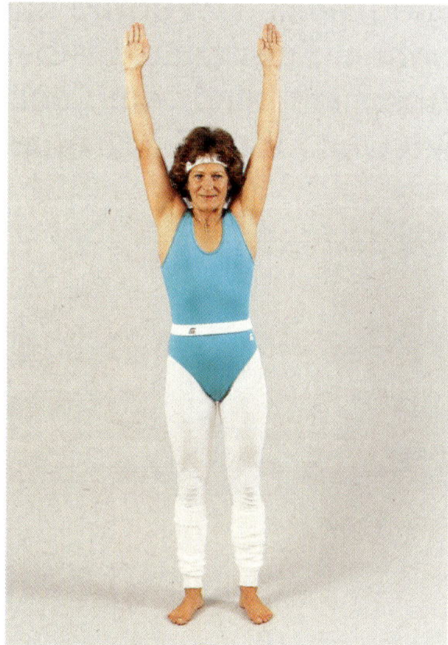

Hochhalte

Arme senkrecht nach oben, Richtung Decke, strecken.

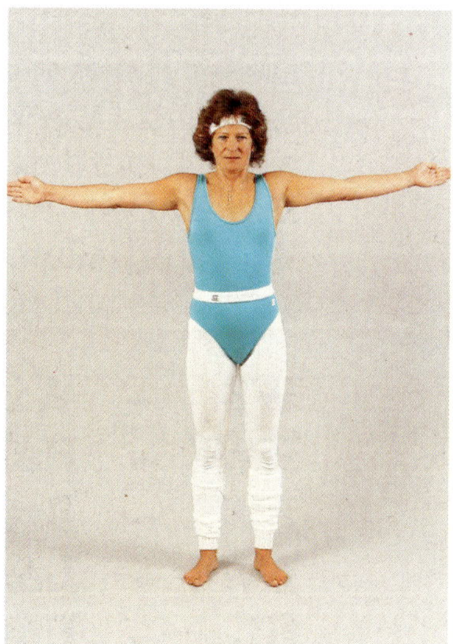

Seithalte

Arme waagerecht zur Seite strecken, in Schulterhöhe.

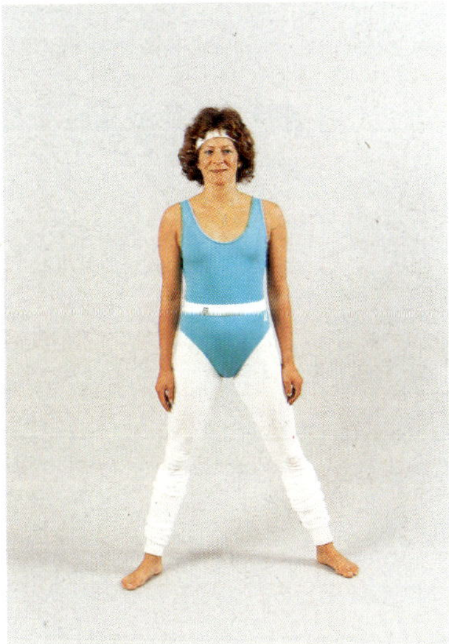

Grätschstand

die Füße weit auseinanderstellen, ca. 80 bis 130 cm, je nach Körpergröße und Bequemlichkeit.

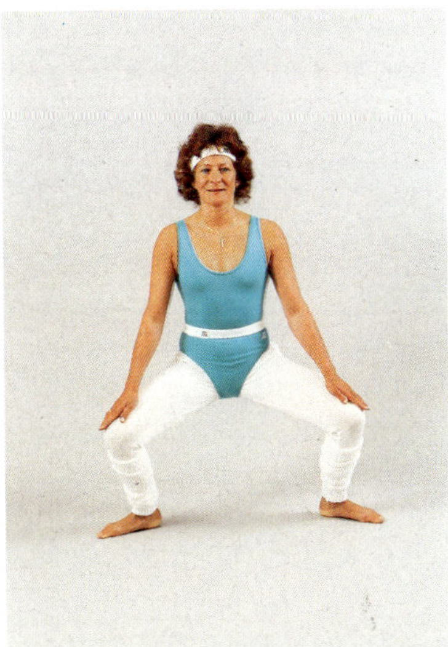

Grätschwinkelstand

aus dem Grätschstand soweit in die Hocke gehen, bis Unter- und Oberschenkel einen rechten Winkel bilden.

Winkelstand

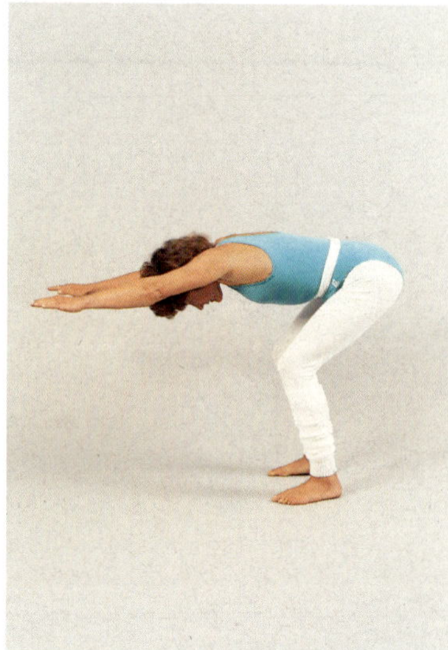

Beine stehen hüftbreit – Knie leicht anwinkeln – Rumpf bis in die Waagrechte vorsenken, Kopf ist die Verlängerung der WS.

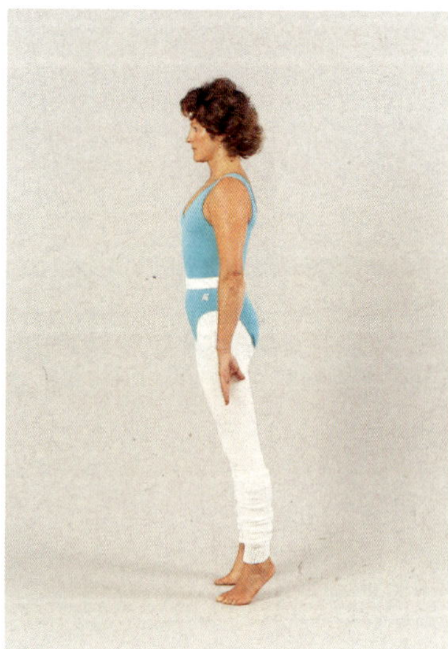

Zehenstand

Beine stehen hüftbreit, Fersen abheben und auf Fußspitzen stehen.

Korrekturhinweise:

Enddehnung: Um eine effektive Wirkung zu erzielen, ist es besonders wichtig in der Dehnung zu verharren (ca. 5–8–10 Sekunden). Das Nachfedern führt immer wieder aus der Dehnung heraus und ist deshalb nicht so wirkungsvoll.

Hohlkreuzstellung: Das normale physiologische Hohlkreuz sollte angestrebt werden. Die extreme Hohlkreuzstellung (Rückbeuge) eher vermeiden, denn dadurch wird die Bauchmuskulatur überdehnt, die Bandscheiben zu sehr belastet und eine sinnvolle Kräftigung der Rückenmuskulatur ist so nicht möglich.

Atmung:

- Bauch-Brustatmung beachten,
- Ausatmung ist immer länger als die Einatmung oder mindestens gleich lange.
- fließend harmonisch, ruhig und gleichmäßig atmen.

Keine Pressatmung:

- Die Lippen nicht zusammenpressen – immer „lächeln“, also nicht den Atem anhalten, denn dadurch kann eine Stauung im Herzkreislaufsystem auftreten.

Möglichkeiten der Erwärmung: (ca. 5 Minuten)

Laufen auf der Stelle

Musik:
z.B. Rock'n Roll.

Variationen:

a Hüftdrehung nach rechts und links,

b jeweils zwei Überkreuzschritte nach rechts und links,

c ein Viereck, Dreieck, Nummern auslaufen,

d um einen Stuhl (Tisch) herumlaufen,

e Treppen auf- und ablaufen.

! **Um die Geschmeidigkeit von Sehnen, Bändern und Muskulatur der Fußgelenke zu erreichen, Füße (ca. 15 mal) gezielt von der Fußspitze bis zur Ferse (auch umgekehrt) abrollen.**

Radfahren

- im Freien (ca. 5–10 Minuten)
- mit dem Heimtrainer.

! Besonders bei arthrotischer Veränderung der Knie- und Hüftgelenke, sowie der Wirbelsäule bietet das Radfahren eine sinnvolle Entlastung, aber trotzdem ist ein Ausdauertraining spürbar.

Schwungübungen

Musik:
Walzer – Slowfox.

a Beidseitiges Armschwingen

b wechselseitiges Armschwingen

c Seithalte – Überkreuzschwingen vor und hinter dem Körper,

d beidseitiges Armschwingen mit Tiefschwung (Fingerspitzen berühren den Boden),

e beidseitiges Armschwingen mit Tiefschwung, rechts und links seitlich am Körper vorbei.

f verschiedene eigene Variationen auch in Verbindung mit einem Bein dürfen mit eingebaut werden.

! Das Schwingen ist eine wunderbare Möglichkeit, um weich und harmonisch auf den Körper zu wirken. Die Knie (Beine) gehen im Rhythmus mit. Der Oberkörper wird in jeder Bewegung einmal rund und streckt sich wieder. Spannung und Entspannung arbeiten im ständigen Wechselspiel.

Passives Erwärmen:

a Das Bett – direkt nach dem Aufstehen mit langsamen Übungen beginnen.

b Die Sauna – nach den Saunagängen, nicht dazwischen, leichte Übungen anschließen.

c Ein warmes Bad (Dusche), auch danach sind leichte Übungen möglich.

Gesundheits-gymnastik I

Für weniger Geübte

! Übungen ca. 5 – 12 mal durchführen.

Übungen zur Dehnung und Kräftigung der Schulter-Nackenmuskulatur

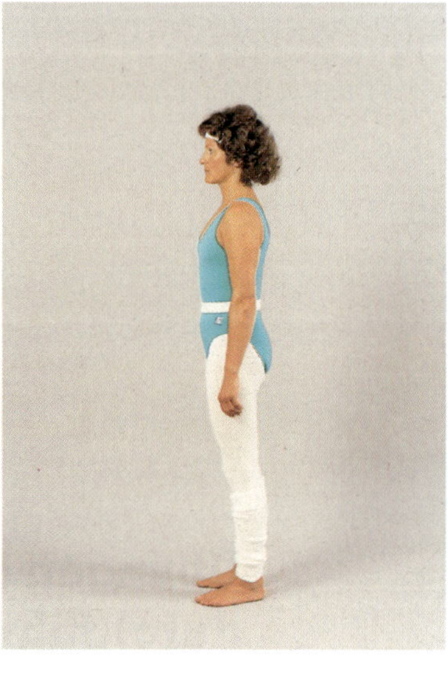

Grundstellung:

Lockerer Stand – Beine hüftbreit auseinander – keine extreme Hohlkreuzstellung – Schultern nicht verkrampft hochziehen.

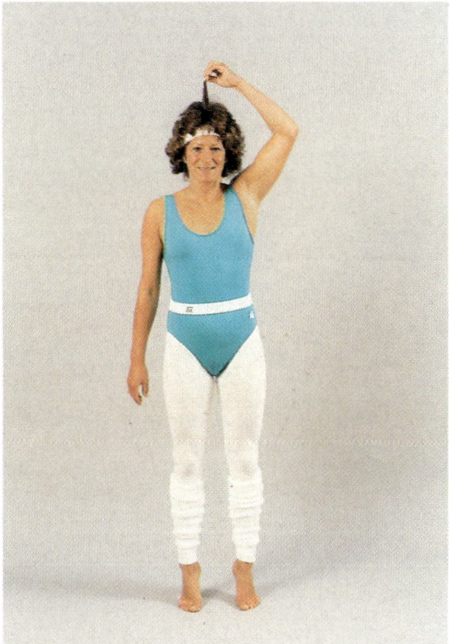

1. Marionette

– aus der Kopfmitte stellen Sie sich eine Schnur vor, die Sie wie eine Marionette nach oben zieht – in den Zehenstand.

! Die Schultern bleiben locker – der Atem geht ruhig und gleichmäßig – die WS streckt sich.

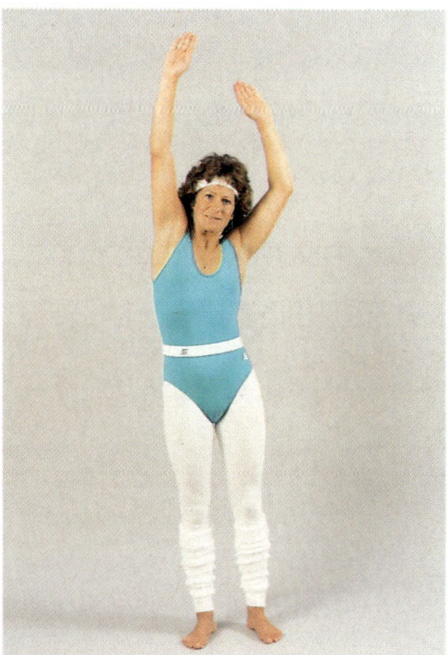

2. Apfelpflücken

– Arme in Hochhalte, im Wechsel zieht der rechte und linke Arm nach oben.

! Arme im Ellbogengelenk strecken, die Dehnung geht aus dem Schultergelenk heraus.

3 a. Kopfdrehen

– über die rechte Schulter Kopf nach hinten drehen, auf die Fersen schauen, (gegengleich).

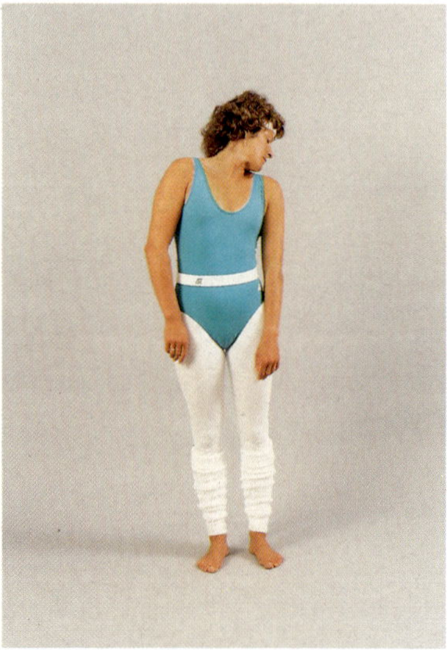

3b. Kopfseitbeuge

– Kopf (Ohr) auf die rechte Schulter legen, (gegengleich).

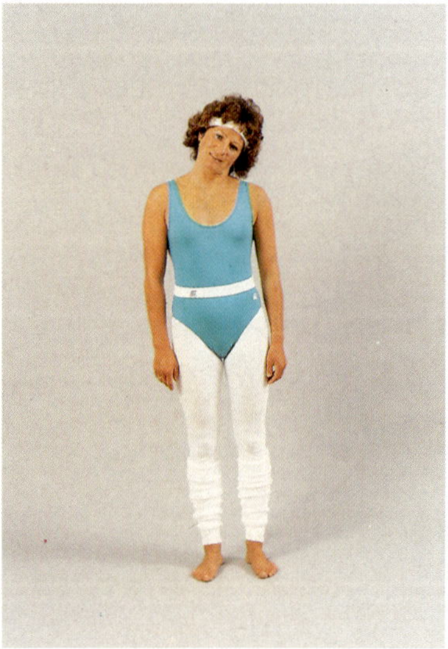

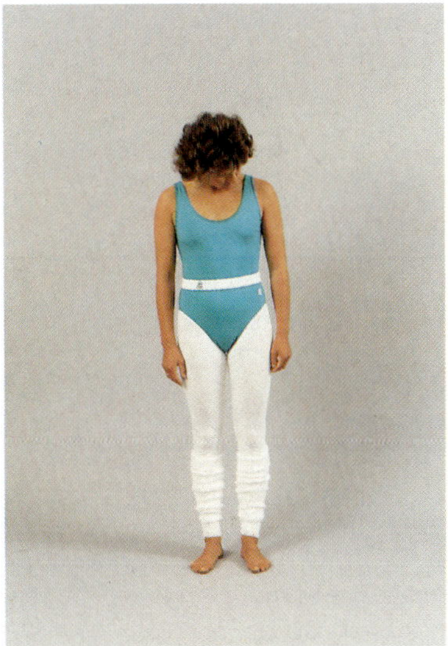

3c. Kopfhalbkreis

– mit dem Kinn von der rechten Schulter über das Brustbein bis hin zur linken Schulter einen Halbkreis beschreiben.

Bei dieser Übung den Halbkreis beachten. Ein ganzer Kreis führt zu einer starken Belastung der HWS und erzeugt evtl. Schwindelgefühle.

! Kopfübungen langsam durchführen – Enddehnung.

4a. Schulterziehen

– bis zu den Ohren die Schultern hochziehen – lokker fallen lassen.

! Enddehnung

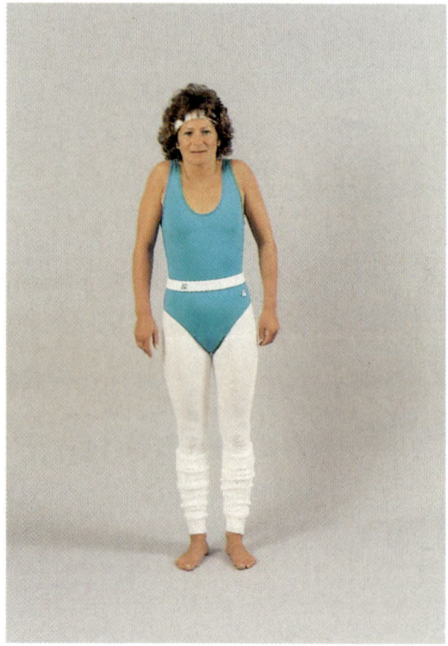

4b. Schulterkreisen

– Schultern beidseitig und wechselseitig zurückkreisen.

! langsame intensive große Kreise.

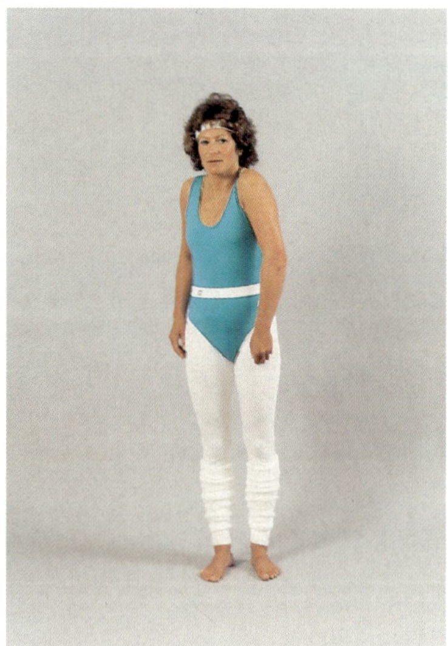

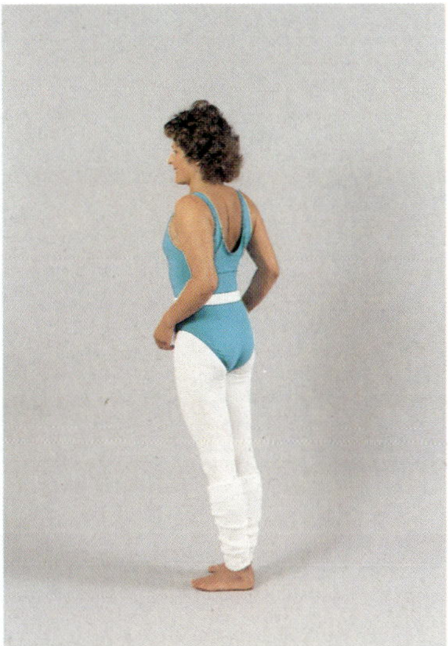

4c. Schulter-dehnung

– beide Schultern weit zurückziehen.
(Gedanke: „Ich bin der oder die Größte").

! Enddehnung

! Schulterübungen setzen eine gute, aufrechte Haltung, ohne extreme Hohlkreuzstellung, evtl. mit Gesäßanspannung, voraus.

5. Armmühle

– rückwärts mit den Armen wie eine Mühle kreisen, auch beidseitiges Armkreisen.

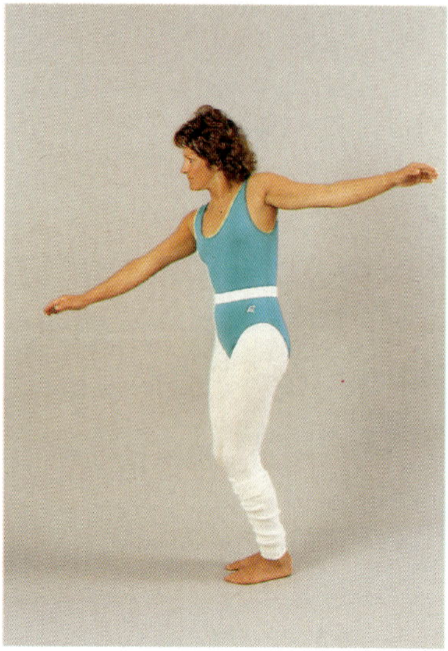

! Kreisbewegungen der Schultern und Arme werden sinnvoller nach hinten durchgeführt, um eine bessere Dehnung der Brustmuskulatur zu erreichen.

6. Händefalten

– hinter dem Rücken bei gestreckten Armen, Hände falten, vorsichtig nach oben dehnen.

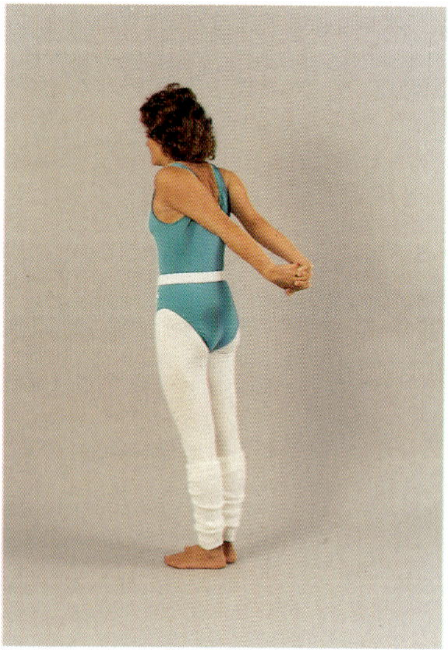

! Schultern mit zurückziehen – Enddehnung.

Übungen zur Dehnung und Kräftigung der Rücken- und Bauchmuskulatur

1. Rumpfseitbeuge

– rechte Hand streift seitlich an rechter Hosennaht entlang bis zum Knie (gegengleich).

! Hüfte nicht nach vorne oder hinten abdrehen, eine gerade Linie beibehalten – Enddehnung – Bauchatmung.

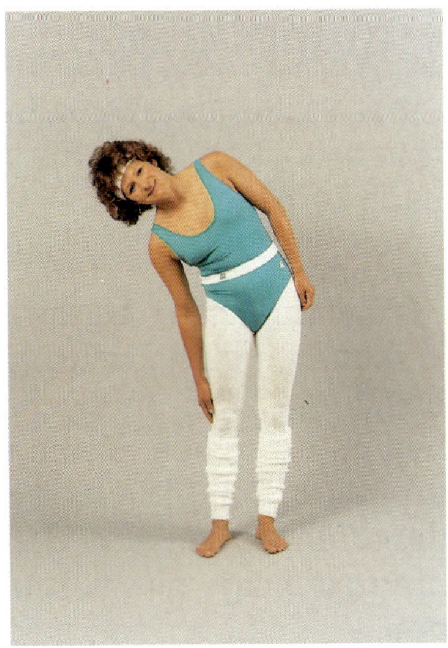

2. Rumpfdrehen

– Arme in Seithalte, Rumpf nach hinten drehen.

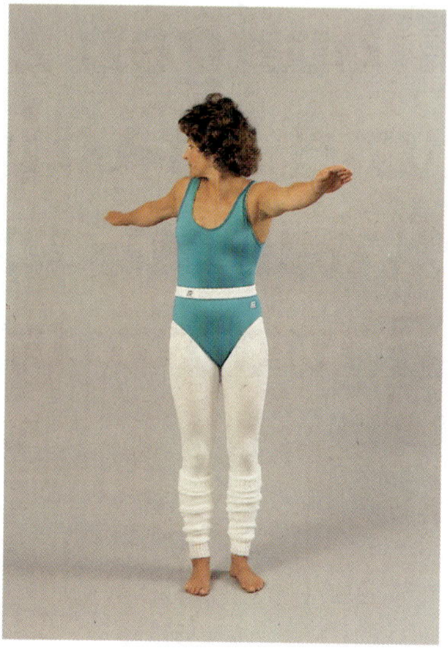

! Zur gezielten Rumpfdrehung Gesäß anspannen und fixieren, denn sonst geht der Bewegungsimpuls bis zu den Hüftgelenken weiter, konzentriert sich nicht gezielt auf die WS.

3. Rumpfkreisen

– mit leicht angewinkelten Knien locker den Rumpf nach vorne kreisen.

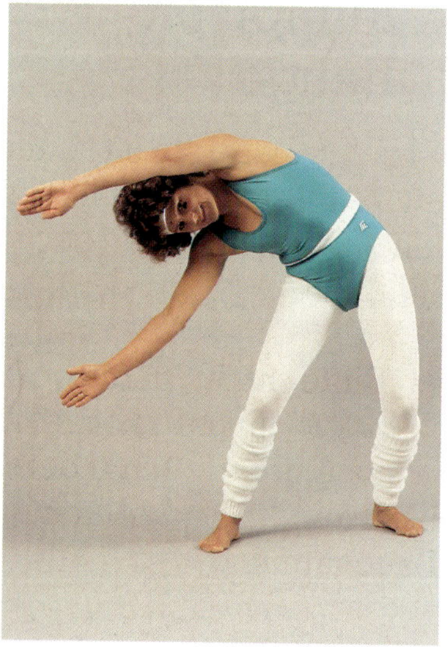

! Die Knie sind angewinkelt, um eine Entlastung für die LWS-Bandscheiben zu erreichen. Keine zu großen Rumpfrückkreise durchführen, um eine Hohlkreuzstellung zu vermeiden.

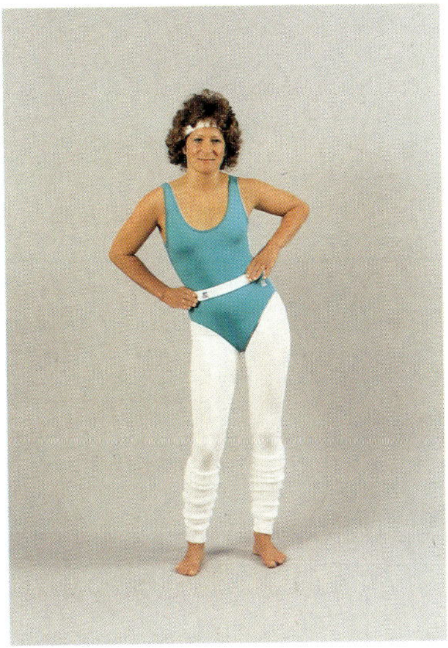

4. Beckenkreisen

– nach rechts und links herumkreisen, evtl. eine „Acht“ beschreiben.

! Rumpf nicht mitbewegen, in den Knien locker bleiben.

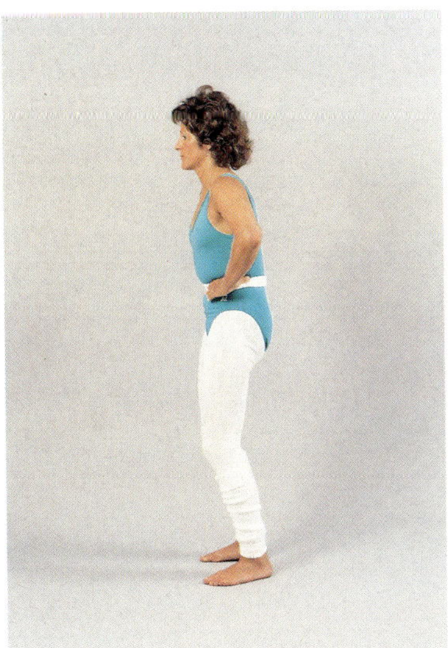

5. Beckenschieber

– nach vorne, nach hinten, nach rechts und links das Becken schieben.

! Nur das Becken arbeitet, Knie locker lassen.

6. Hüftheber

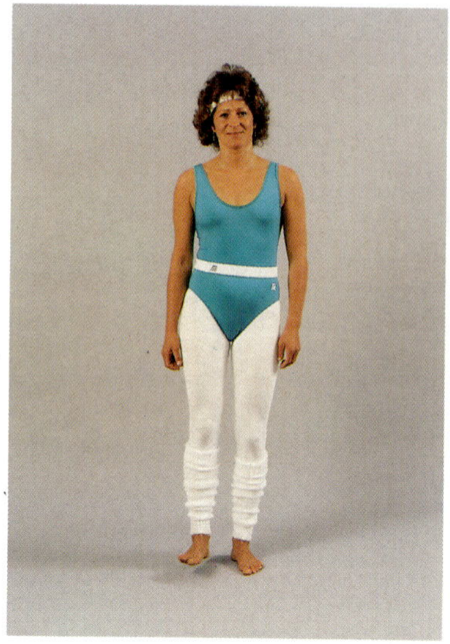

– rechte Hüfte heben bei gestrecktem Bein (Holzbein), (gegengleich).

! Rumpf aufrecht halten, Fußspitzen beim gestreckten Bein hochziehen.

7. Kniekuß

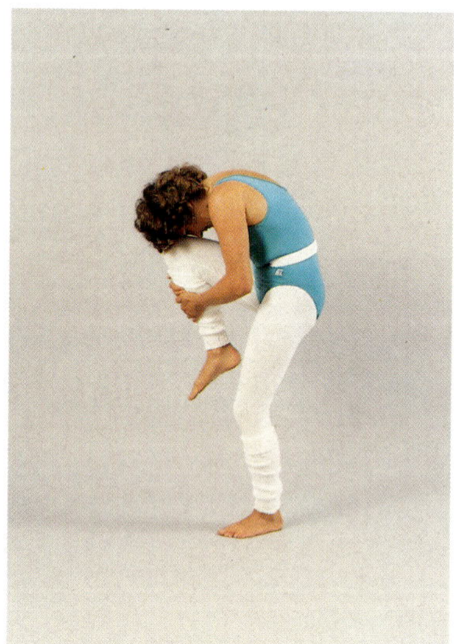

– rechtes Knie zur Stirn führen (gegengleich).

! Nach jeder Übung die aufrechte Haltung beachten.

Übungen für die Hüfte, Bein- und Fußmuskulatur

1 a. Beinheber

– Bein bis in die Waagrechte heben (gegengleich)

! Fußspitzen hochziehen – Rumpf aufrecht lassen – einige Sekunden halten.

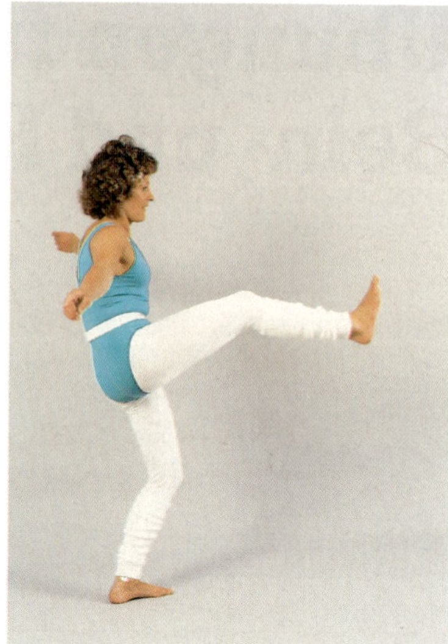

1 b. Beinheber seitlich

– gestrecktes Bein seitlich abspreizen –

! Fußspitzen hochziehen – Oberkörper aufrecht lassen – einige Sekunden halten.

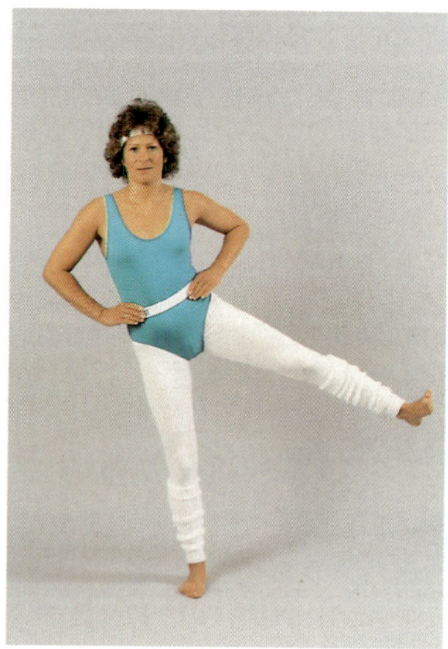

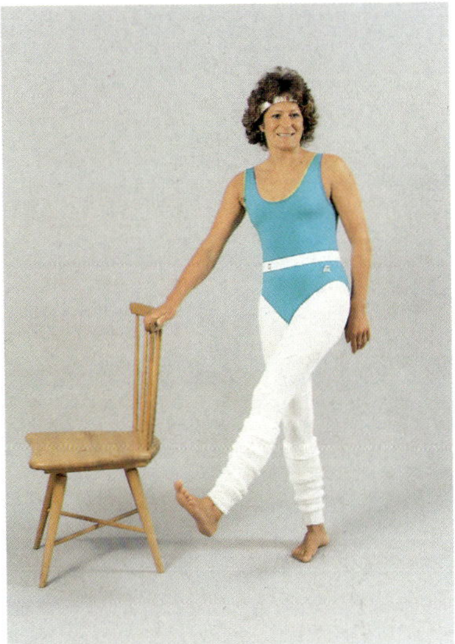

2. Beinkreisen

– Bein vorwärts- und rückwärtskreisen (gegengleich).

! Evtl. an einem Stuhl festhalten (Gleichgewicht), Rumpf aufrecht lassen.

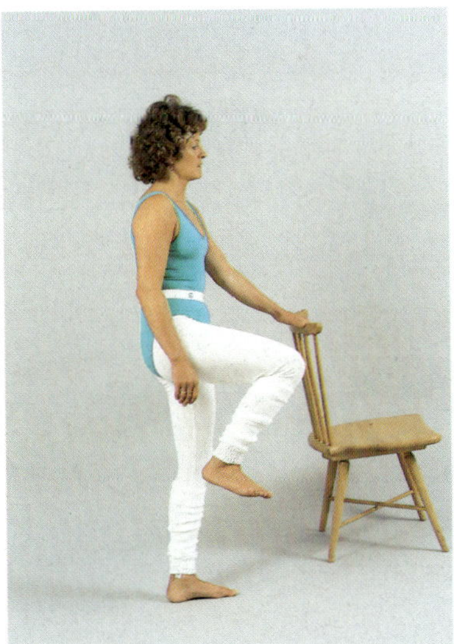

3. Einbeinradeln

– nach vorne und seitlich mit dem rechten Bein eine Radbewegung durchführen (gegengleich).

! Die Ferse schiebt in die bestimmte Richtung.

4. Pospanner

– Zehenstand, Gesäß fest anspannen, dann locker lassen, auf Ferse abrollen, dabei Zehenspitzen heben.

! Gesäßspannung 5–10 Sekunden halten, ruhig weiteratmen.

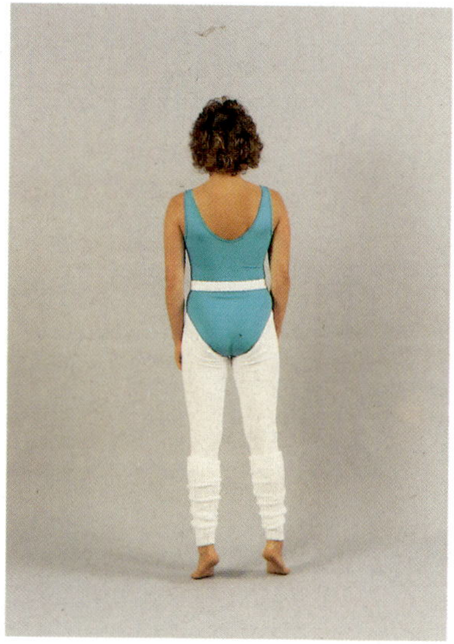

5. Fußroller

– Füße im Wechsel von den Zehenspitzen bis zur Ferse abrollen mit Gewichtsverlagerung.

! Abrollen im Tempo steigern und eine leichte Laufübung daraus entwickeln, auch als Abschlußübung anwendbar.

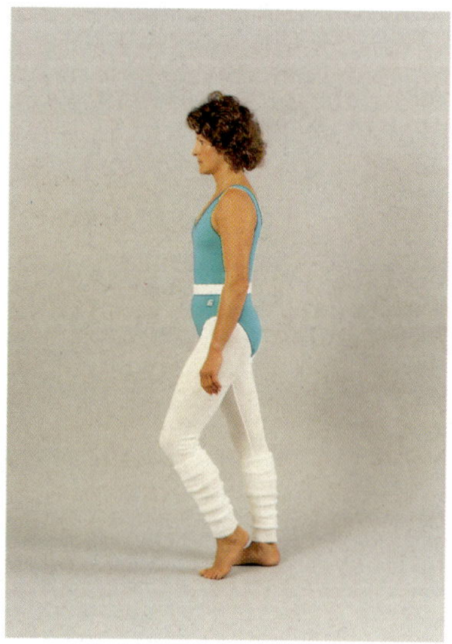

Gesundheitsgymnastik II

Für Geübte

! Übungen ca. 5 – 12 mal durchführen.

Übungen zur Dehnung und Kräftigung der Schulter-Nackenmuskulatur

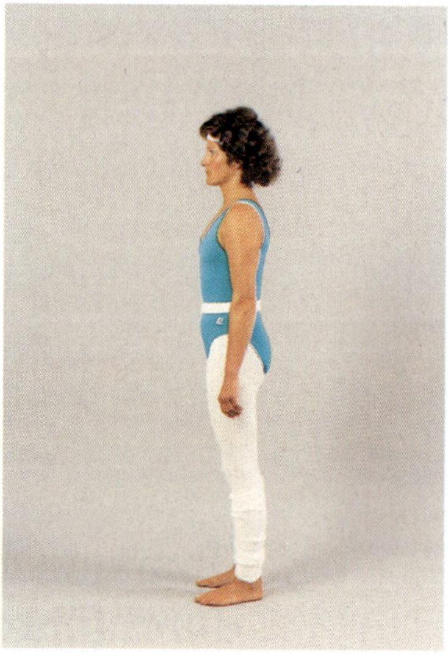

Grundstellung:

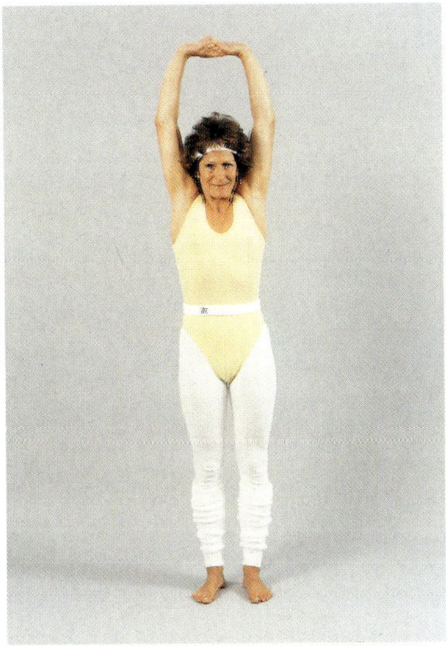

1. Handballen-schieber

– Hände falten, im Wechsel schiebt einmal der Handballen dann der Handrükken in die Hochhalte.

! Enddehnung – zur Steigerung die gestreckten Arme zurückdehnen.

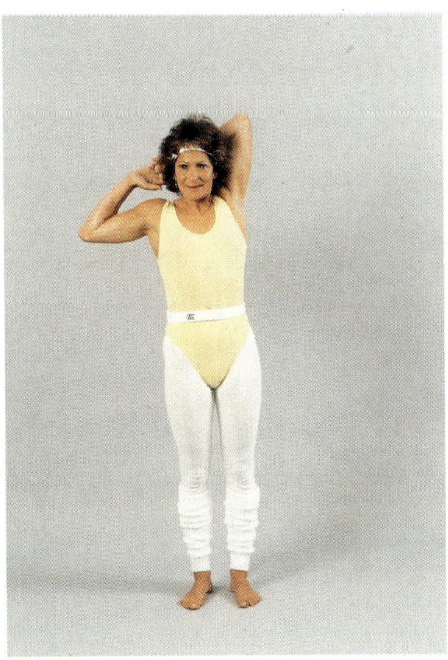

2. Nackensägen

– Hände im Nacken falten – intensiv zurückdehnen, dann hin- und hersägen.

! Hohlkreuzstellung beachten – Gesäß anspannen – Enddehnung.

3. Flügel- schlagen

– Hände auf die Schultern legen, beide Ellbogen in Augenhöhe zur Vorhalte führen – zurückdehnen – anschließend „Flügelschlagen“.

! Augenhöhe beachten – Enddehnung. Flügelschlagen langsam und schneller durchführen.

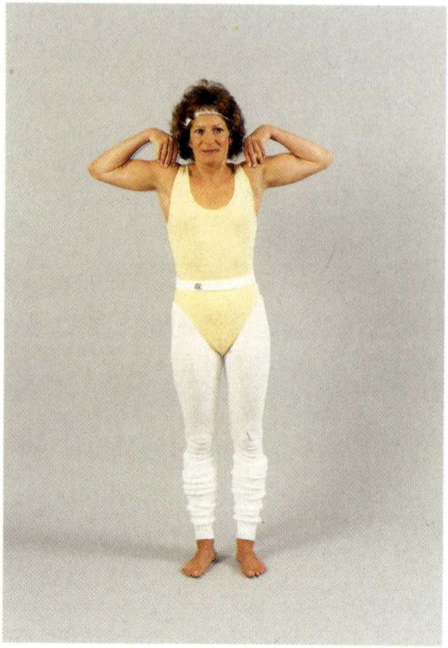

4. Flügelkreisen

– Hände auf die Schultern legen, langsam und intensiv zurückkreisen (evtl. Mühlkreisen).

! Beim Kreisen fast an den Ohren vorbeistreifen.

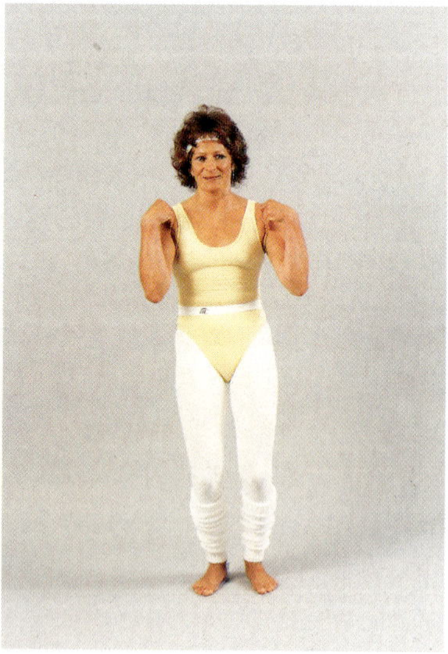

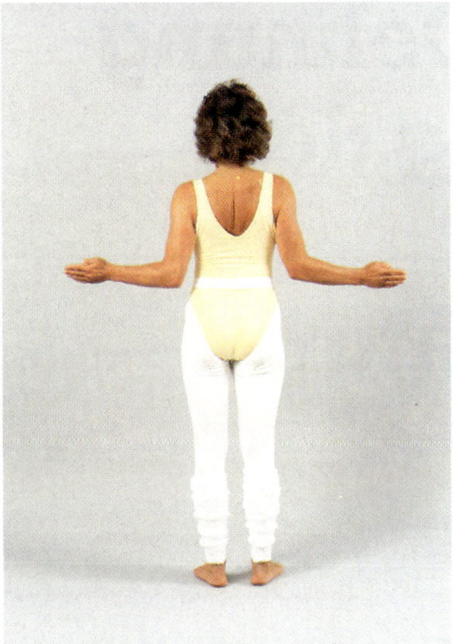

5. Ellbogendrücker

– zwischen Unter- und Oberarm einen rechten Winkel bilden, Ellbogen fest an den Rumpf drücken, Handrücken dehnt zurück.

! Hohlkreuzstellung beachten – Enddehnung – Ellbogen dicht am Körper lassen.

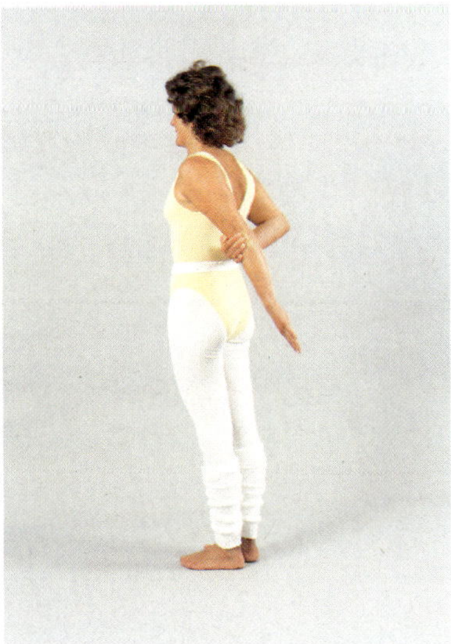

6. Rückenklemme

– auf dem Rücken Ellbogen des gestreckten Armes fassen. Aus dieser „Klemme" beide Arme vom Rücken wegdehnen.

! Schultern mitzurückziehen – Enddehnung.

Übungen zur Dehnung und Kräftigung der Rücken- und Bauchmuskulatur

1. Rumpfseitbeuge

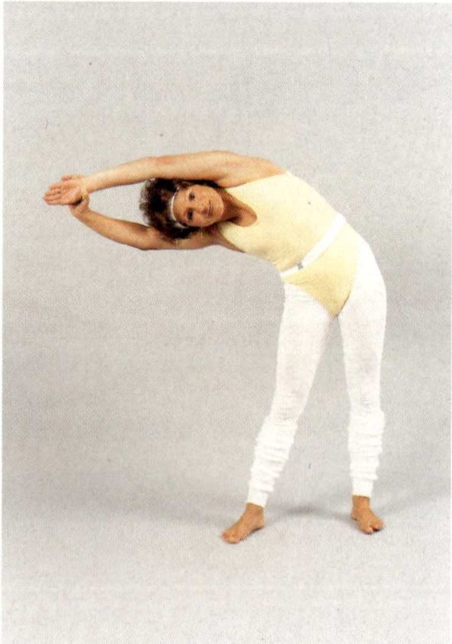

– rechte Hand faßt linkes Handgelenk, Rumpf beugt sich zur rechten Seite (gegengleich) bis in die waagrechte Stellung.

! Der untere Arm zieht den oberen weit aus der Flanke heraus, die Fingerspitzen zeigen nicht Richtung Boden, sondern bleiben waagrecht.

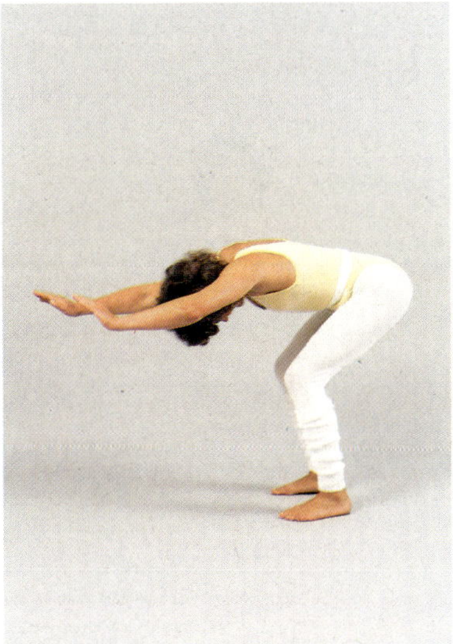

2. Winkelstand

– Rumpf bis zur Waagrechten beugen, Arme gestreckt neben den Ohren lassen, Fingerspitzen ziehen im Wechsel weit nach vorne. Anschließend Rumpf locker nach unten hängen lassen, dann langsam Wirbel für Wirbel aufrollen.

! Um die Wirbelsäule zu entlasten, Knie leicht anwinkeln, Kopf ist die Verlängerung der WS – Rumpf im Winkelstand gerade lassen.

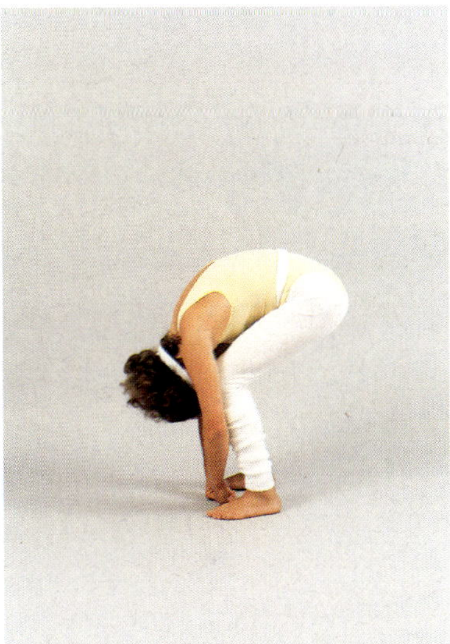

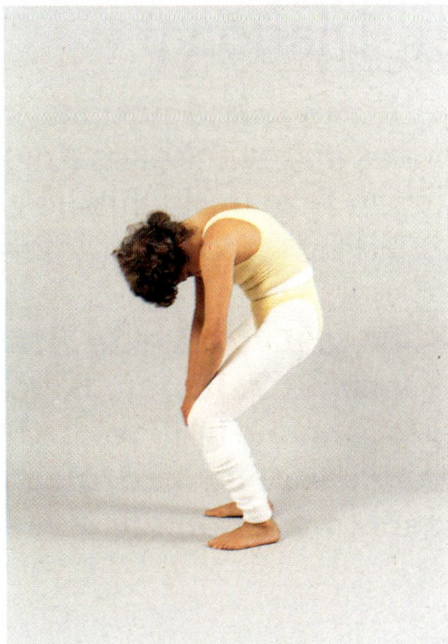

3 a. Bauchspanner

– rechte Hand drückt auf rechts angewinkeltes Knie – linken Arm in Hochhalte zurückdehnen (gegengleich).

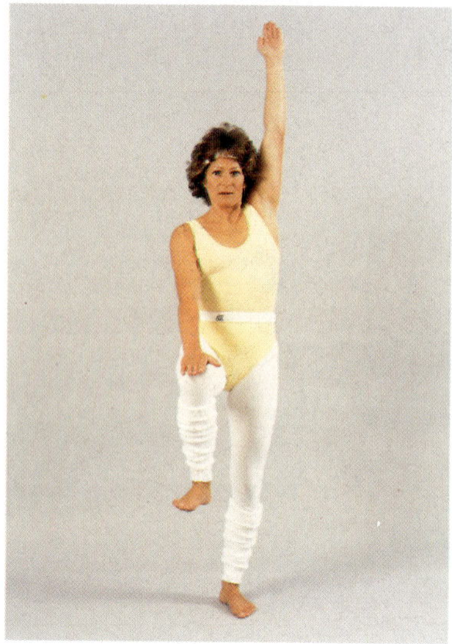

3 b. Diagonal

– rechte Hand drückt auf linkes angewinkeltes Knie – linken Arm in Hochhalte zurückdehnen (gegengleich).

! Bei a und b beide Arme gestreckt lassen, Bauchspannung 8–10 Sekunden halten – ruhig und gleichmäßig weiteratmen.

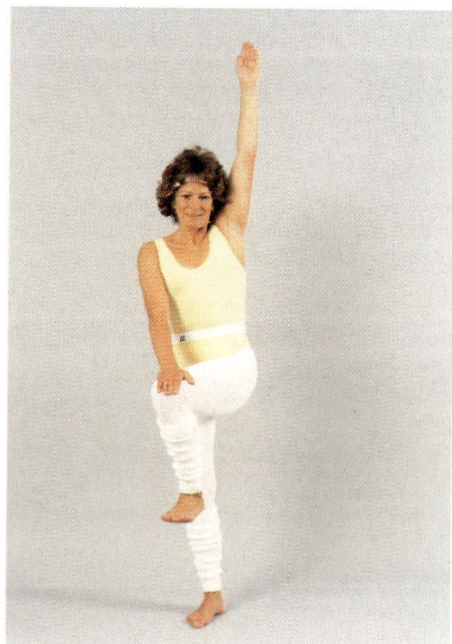

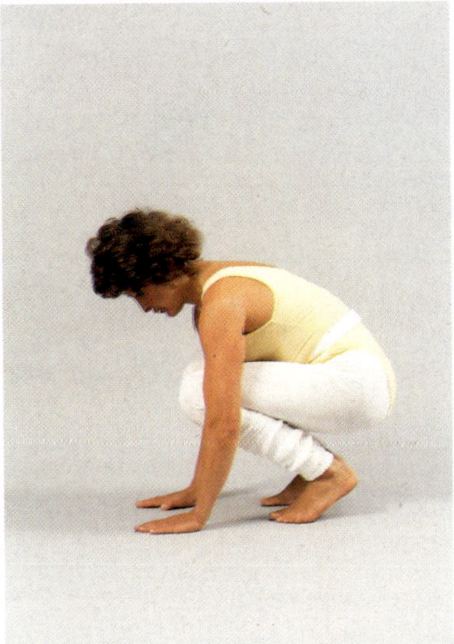

4. Rückendehnung

– Kniebeuge, Handflächen auf den Boden legen – Beine durchstrecken (Po in die Luft) – nochmals Kniebeuge und mit senkrechter WS aufrichten.

! Zur WS-Entlastung Hände als Stützpfosten auf dem Boden lassen, evtl. Knie nicht ganz durchdrücken.

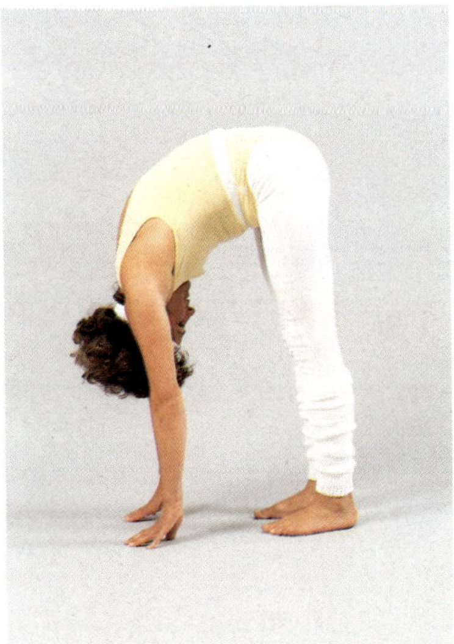

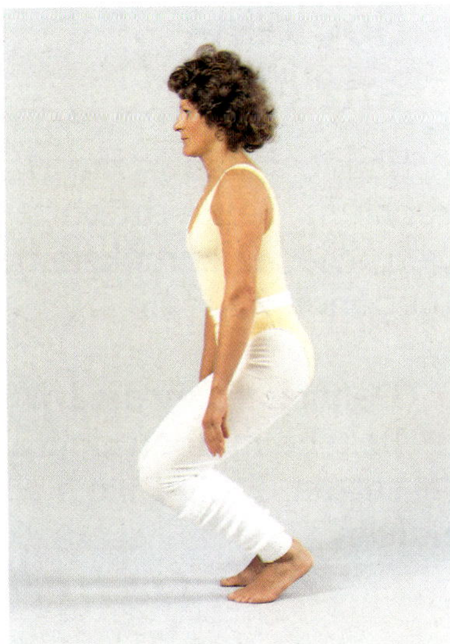

5. Rumpf-rückdrehung

– rechtes Knie anwinkeln – linke Hand seitlich (Außenseite) anlegen – rechter Arm dehnt zurück (gegengleich)

! Rückwärtigen Arm anschauen – Enddehnung.

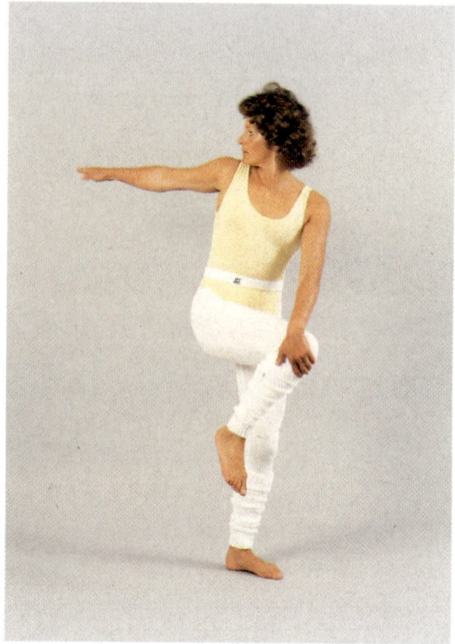

6. Socken-anziehen

– Hände falten – mit dem rechten Bein drübersteigen, wieder zurücksteigen (gegengleich).

! Dehnt intensiv die LWS – Bein beim Üben nicht absetzen, Rumpf stets aufrichten.

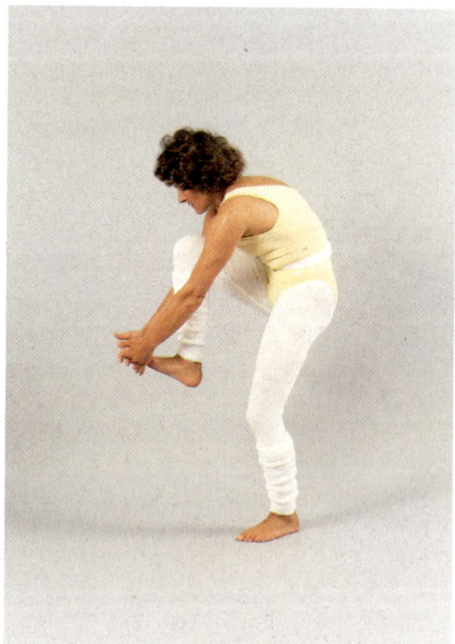

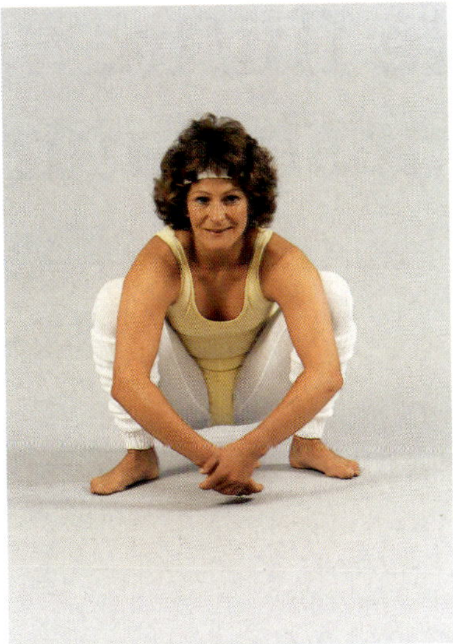

7. Asiatensitz

– Zehenstand, mit aufrechter Haltung zum Hocksitz kommen, auf die Fersen zurückrollen – genauso wieder aufrichten.

! Der Asiatensitz wird in den fernöstlichen Ländern als stetige Sitzhaltung praktiziert, da die ärmeren Völker wenig Stühle besitzen, sie haben aber auch weniger „Rückenschmerzen“. So lange wie möglich in dem Sitz verharren.

Übungen für die Hüfte, Bein- und Fußmuskulatur

1. Hüftschaukel

– Grätschwinkelstand, Arme einstützen, ovale Halbkreisbewegung von der rechten zur linken Seite (schaukeln).

! **Kreisbewegung harmonisch durchführen, Rumpf aufrecht halten.**

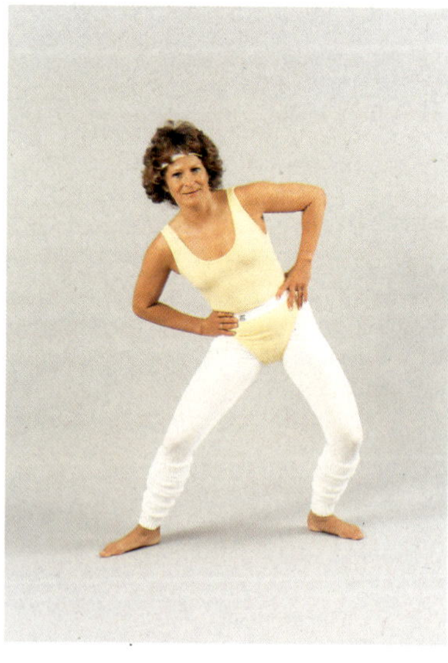

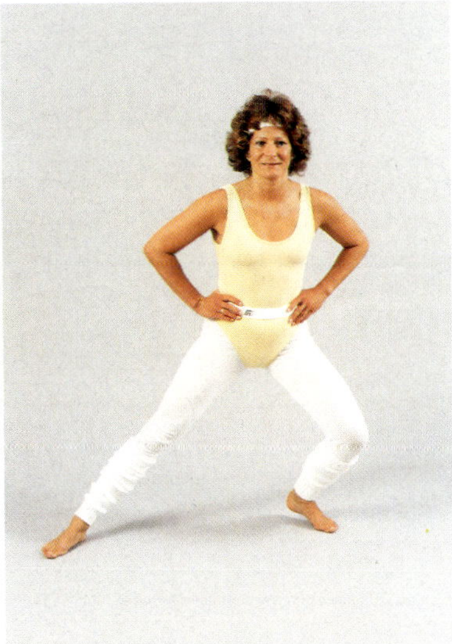

2. Beinschieber

– Grätschwinkelstand – Gewichtsverlagerung vom rechten zum linken Bein, bis ein Bein ganz gestreckt ist.

! Aufrechte Haltung, nur so weit das Knie anwinkeln, daß ein Hochkommen möglich ist.

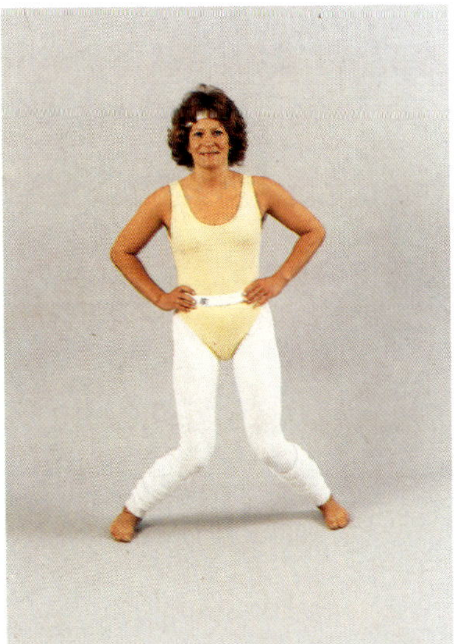

3. Kniedrücker

– Grätschstand (weit), Oberschenkel und Knie zusammendrücken.

! Aufrechte Haltung – Gesäß evtl. spannen.

4. Kniefall

– Grätschstand – rechtes Knie nach innen bis zum Boden senken (gegengleich).

! Rumpf nicht abdrehen – Enddehnung.

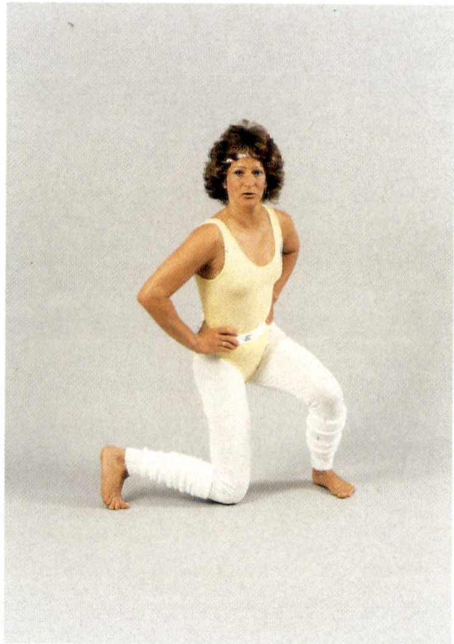

5. Fersenheber

a) im Grätschwinkelstand – beide Fersen heben.

b) – im Wechsel einmal die rechte und die linke Ferse heben.

! Grätschwinkelstand evtl. in Höhe variieren, Fußspitzen zeigen leicht nach außen.

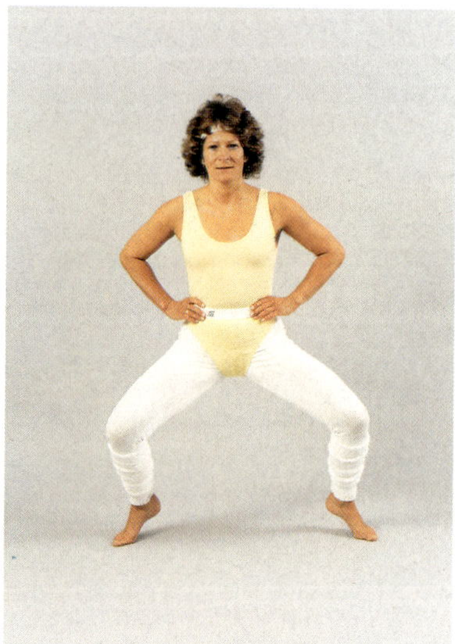

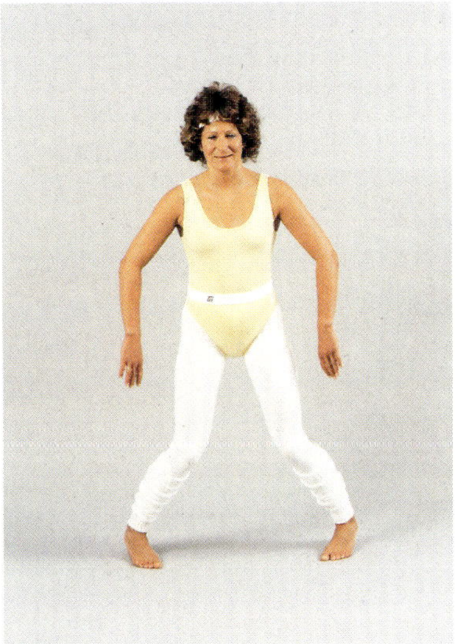

6. Beintwist

a) Grätschstand, gleichzeitig mit beiden Beinen (Füßen) zusammen und wieder auseinandertwisten.

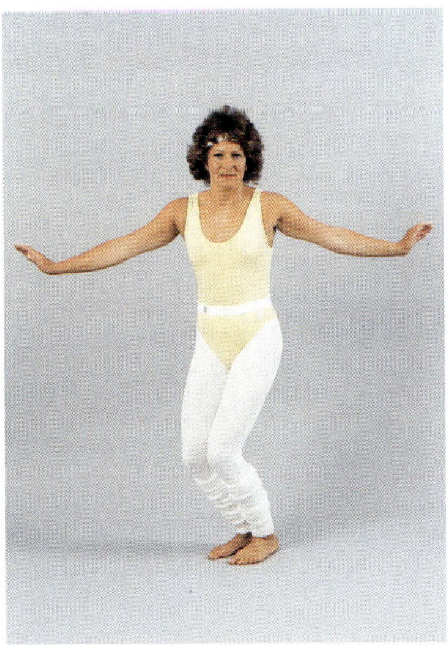

b) Schlußstellung mit beiden Beinen zur Seite twisten evtl. mit Weiterbewegen.

! Mit flotter Musik eine ideale Abschlußübung.

Wirbelsäulen-gymnastik I

Gezielte Übungen im Vierfüßlerstand

! Übungen ca. 4 – 10 mal durchführen.

Übungen zur Dehnung, Kräftigung und Beweglichkeit der Hals- und Brustwirbelsäule einschließlich Schulterbereich

Grundstellung:

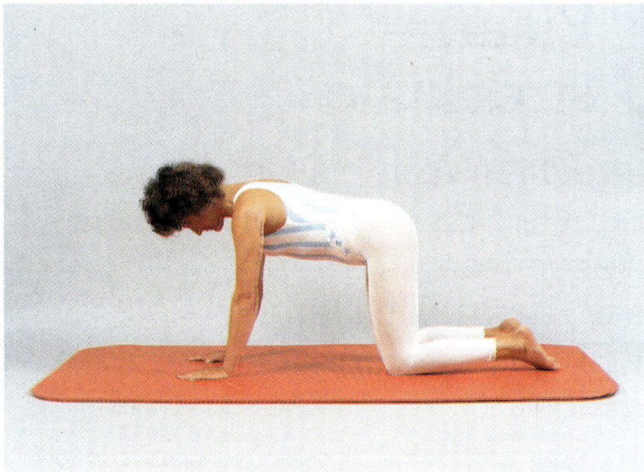

Vierfüßlerstand

Arme schulterbreit, Beine hüftbreit aufstellen. Den rechten Winkel beachten zwischen Rumpf und Arme, Arme und Unterlage, Unterlage und Oberschenkel, sowie Oberschenkel und Rumpf.
Den Kopf gerade halten als Verlängerung der Wirbelsäule.

Es ist erwiesen, daß alle „Vierfüßler" wenig Probleme haben mit der WS, deshalb bieten diese Übungen für uns „Zweifüßler" eine Entlastung der WS und damit eine günstige Voraussetzung für gezielte Wirbelsäulengymnastik.

! Hand- und Kniegelenke nach Bedürfnis so oft wie möglich lockern. Lädierte Knie durch eine zweite Unterlage gut polstern.

1. Einarmstreckung

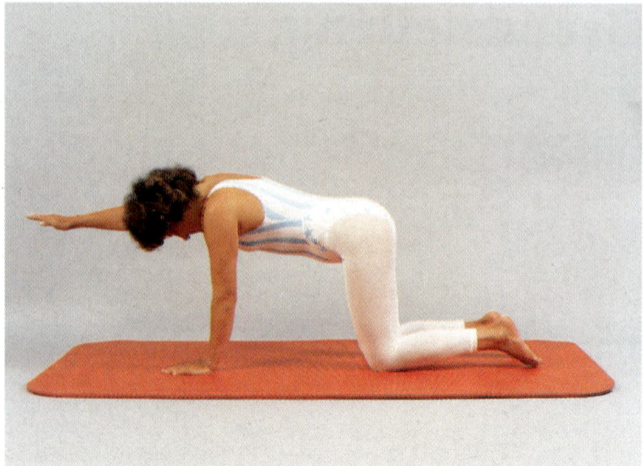

– rechten Arm bis Ohr heben, Fingerspitzen ziehen weit nach vorne aus dem Schultergelenk heraus (gegengleich).

! Eine Linie bilden von Fingerspitze über Schulter bis zum Gesäß.

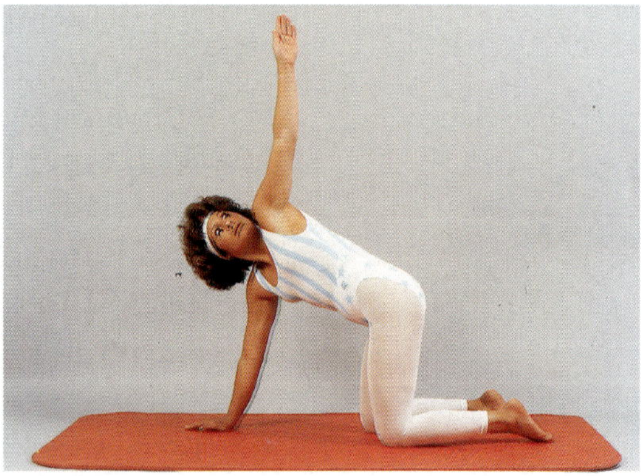

2. Einarmstreckung seitlich

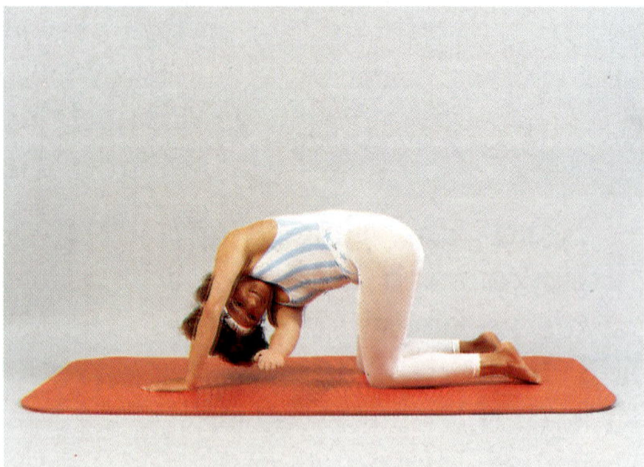

– rechten Arm seitlich hochstrecken – dehnen, senken, hinter dem linken Arm durchstrecken – durchschauen (gegengleich).

! Dem gestreckten Arm ständig nachschauen – Enddehnung beachten.

3. Hündchenstellung

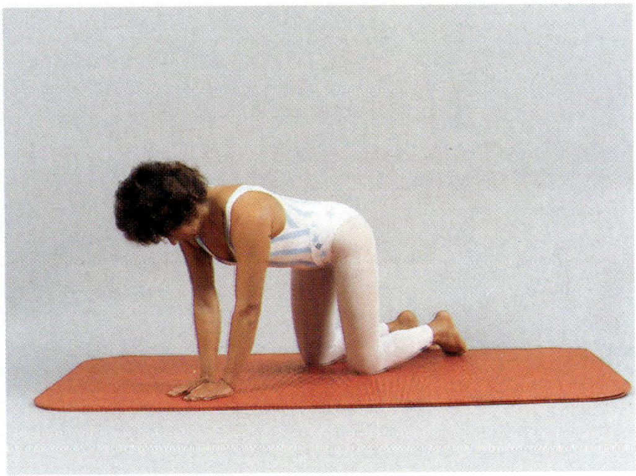

a) beide Arme zusammenstellen,

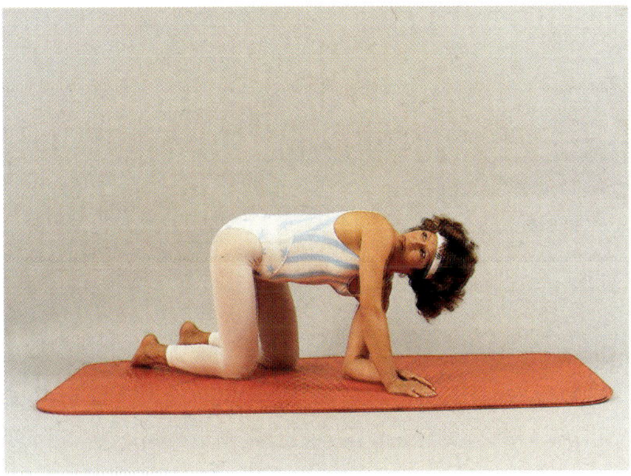

im Wechsel rechten und linken Ellbogen auf Unterlage senken, Kopf dreht auf Gegenseite.

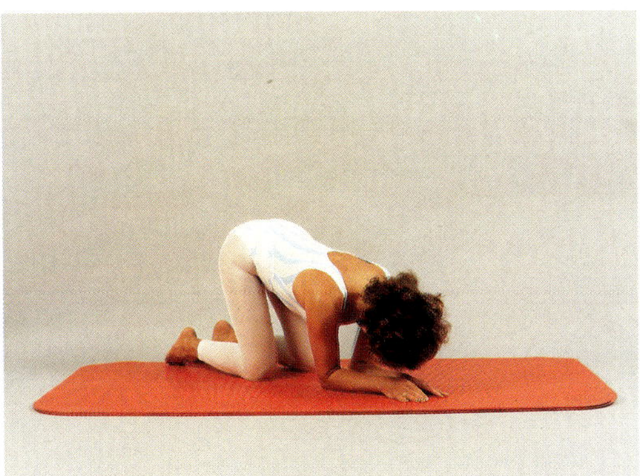

b) Beide Ellbogen auf Unterlage legen, anschließend hochdrücken zum Katzenbuckel.

! Ellbogen in Verlängerung zum gleichseitigen Knie ablegen oder parallel zu beiden Knien – Enddehnung.

4. Armrutschen

a) beide Arme rutschen vor in Schrägstellung (Fingerspitzen, Schultern und Gesäß bilden eine Linie). Stirn dehnt auf Unterlage.

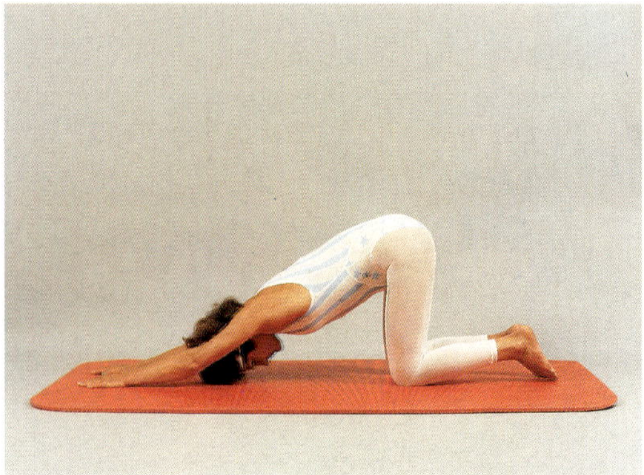

Aus der LWS über BWS und HWS langsam zurückrollen.

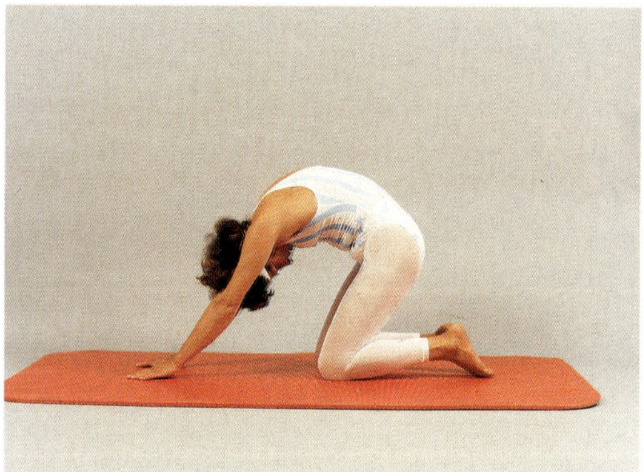

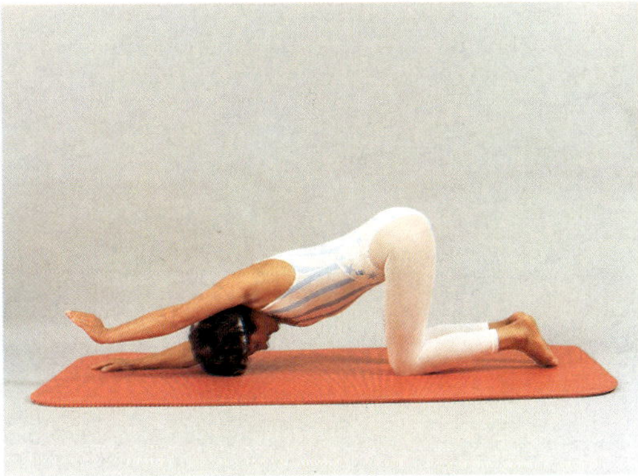

b) Im Wechsel rechten und linken Arm von der Unterlage am Ohr vorbei hochheben – zurückrollen.

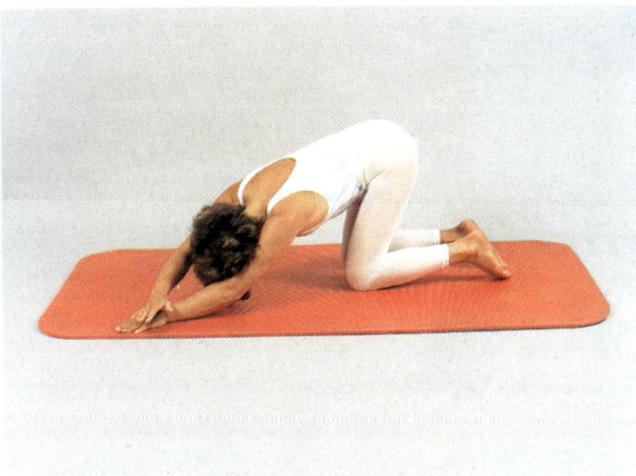

c) Mit beiden Händen zur rechten Seite wandern (gegengleich) – zurückrollen.

! Oberschenkel senkrecht halten, Bauch spannen (keine Hohlkreuzstellung), das Zurückrollen in die Grundstellung besonders beachten.

5. Tiefkriechhaltung

a) Vierfüßlerstand, Arme in Seithalte aufsetzen, rechten Winkel bilden zwischen Unter- und Oberarm – Rumpf senkt sich – kurzes Vor- und Zurückschieben des Rumpfes.

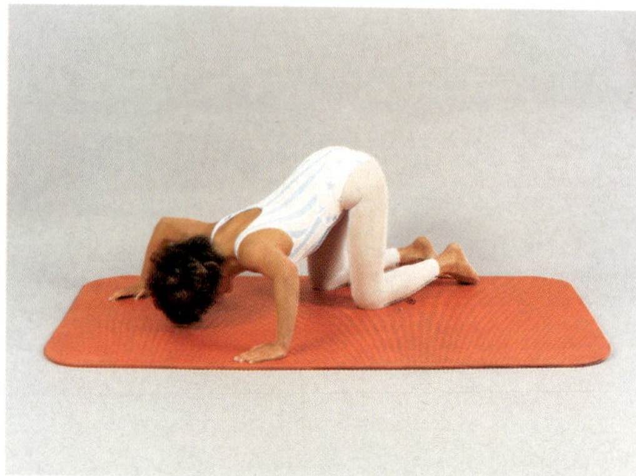

b) wie 5 a, rechte Schulter nach rechts auf Unterlage senken, dabei nach links schauen (gegengleich).

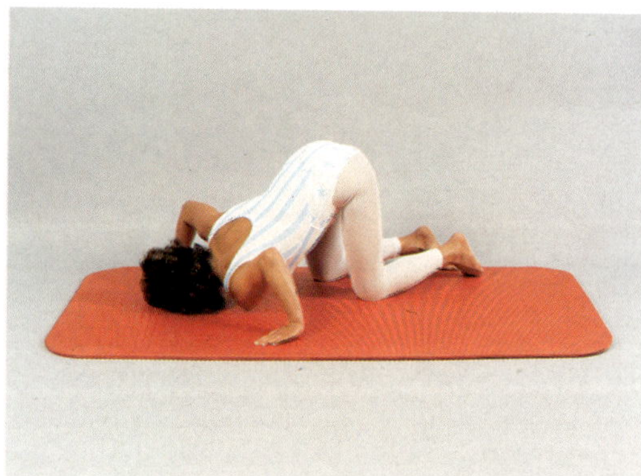

! Oberschenkel etwas schräg halten – Gesäß zieht Richtung Ferse – keine Hohlkreuzstellung!

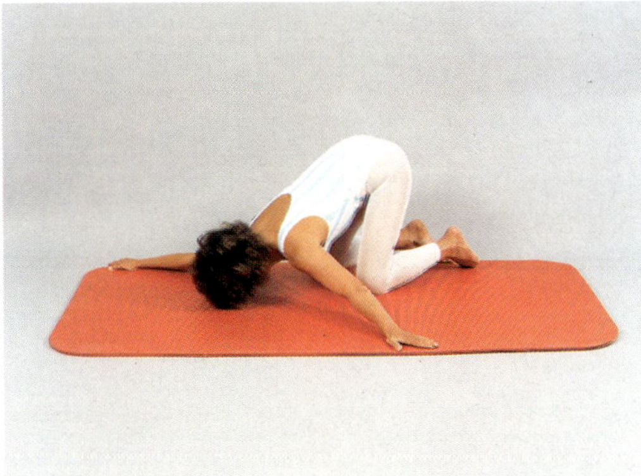

c) wie 5 a. Arme im Ellenbogengelenk zur Seite strecken,

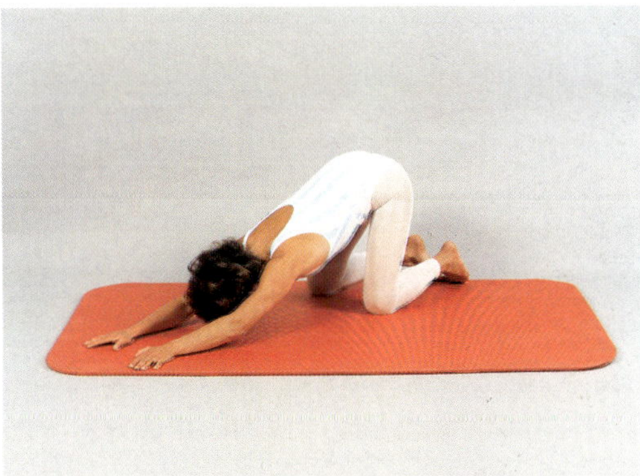

gestreckt vorne zusammenführen,

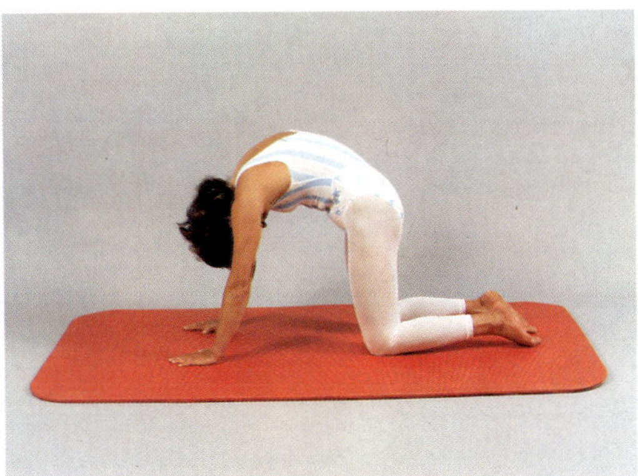

über LWS, BWS und HWS zurückrollen bis Vierfüßlerstand wieder Tiefkriechhaltung einnehmen.

Übungen zur Dehnung, Kräftigung und Mobilisation der gesamten Wirbelsäule – Schwerpunkt Lendenwirbelsäule

1. Katzenbuckel

– Vierfüßlerstand – BWS und LWS dehnen, nach oben (rundmachen), Kopf zwischen Arme klemmen, Gesäß- und Bauchmuskeln anspannen.

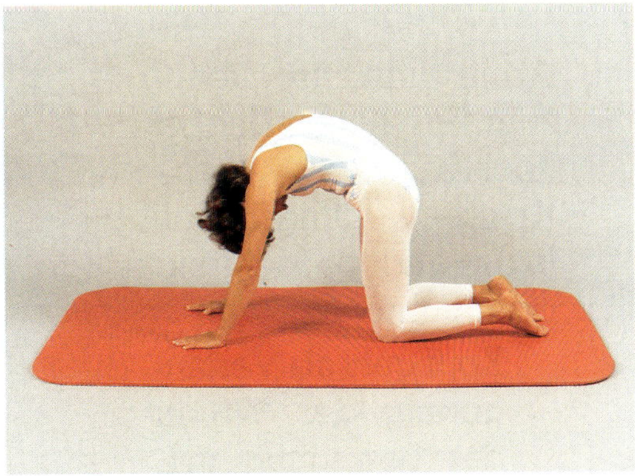

! Trotz gespannter Bauchmuskeln ruhig und gleichmäßig weiteratmen – Enddehnung.

2. Staubsauger

– Katzenbuckel, Gesäß bis zu den Fersen zurücksenken,

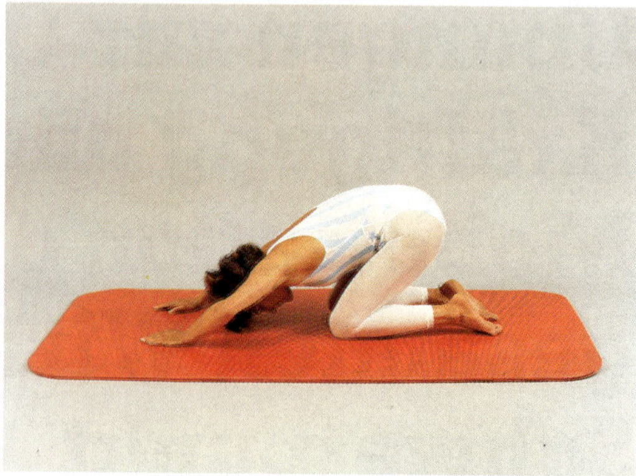

Stirn am Boden entlang zu den Fingerspitzen vorschieben,

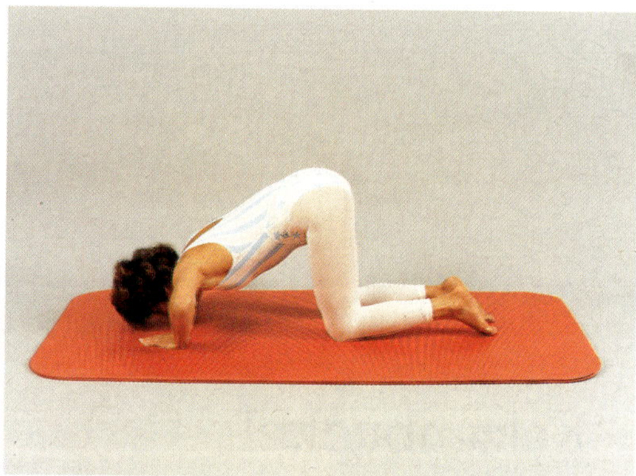

Arme durchstrecken – zum Katzenbuckel hochdrücken – diese Kreisbewegung auch in die andere Richtung durchführen.

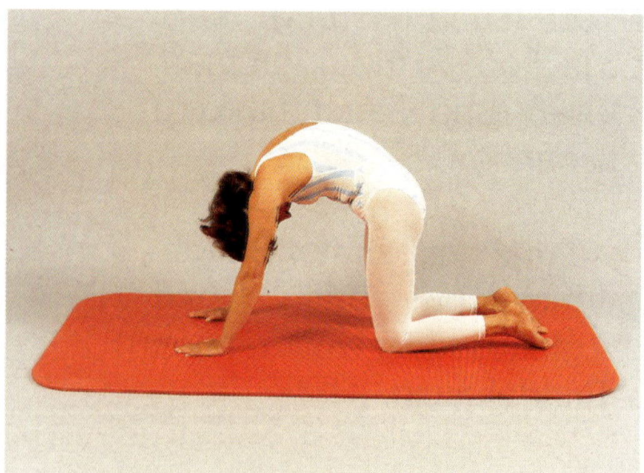

! Kopf geht als Verlängerung der WS in der Bewegung mit, Rumpf nicht zu weit vorschieben, sonst entsteht extreme Hohlkreuzstellung.

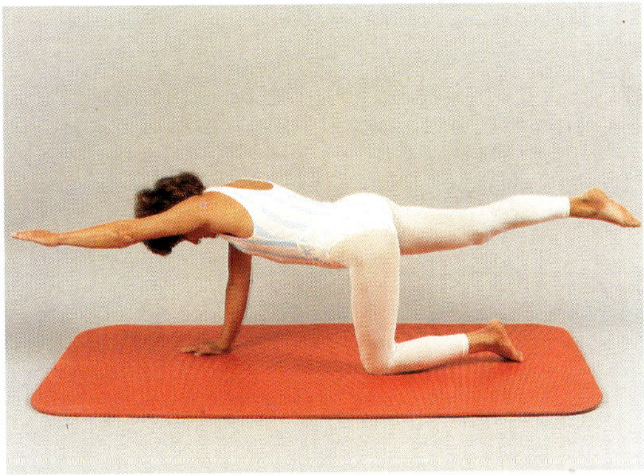

3. Diagonalstreckung

– rechten Arm vor, linkes Bein zurückstrekken – WS diagonal auseinanderdehnen (gegengleich).

! Eine Linie bilden, von Finger- bis Fußspitzen. – Hohlkreuzstellung beachten!!

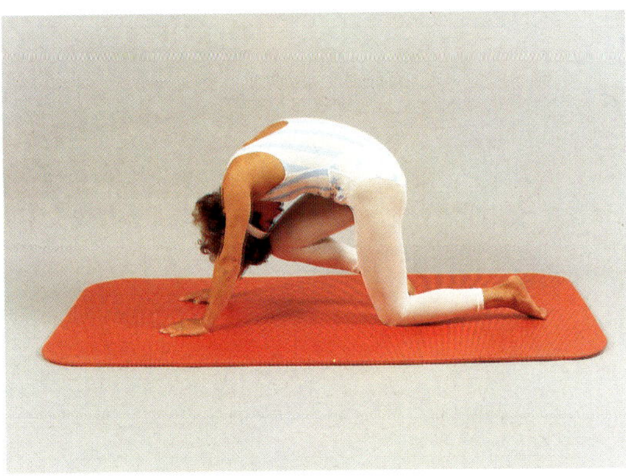

4. Knieklopfer

– rechtes Knie zur Stirn führen (anklopfen), Bein in die Waagrechte zurückführen (gegengleich).

! Enddehnung – mit Fußspitze des angewinkelten Beines nicht auf Unterlage abstützen.

5. Gassi-gehen

a) rechtes Knie seitlich heben – bis in die Waagrechte (gegengleich).

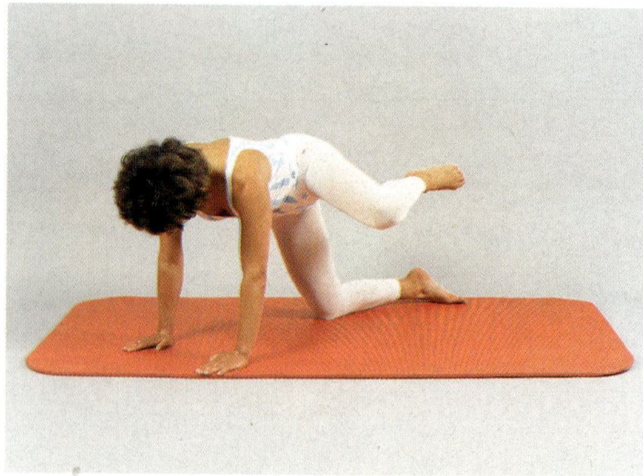

b) wie 5 a – diagonal dazu den entgegengesetzten linken Arm heben (gegengleich).

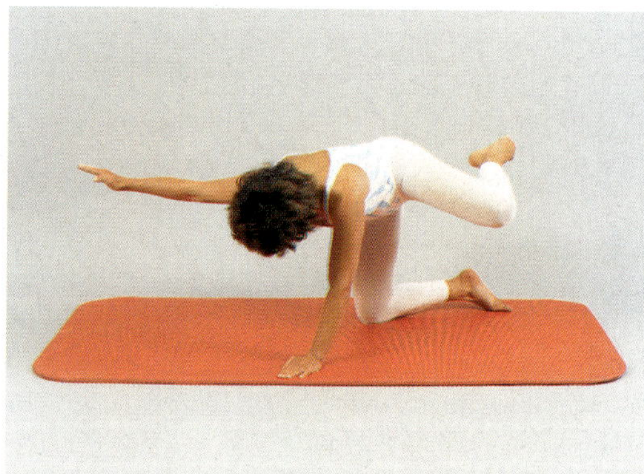

! Enddehnung bis ein leichtes Ziehen im Gesäß spürbar ist.

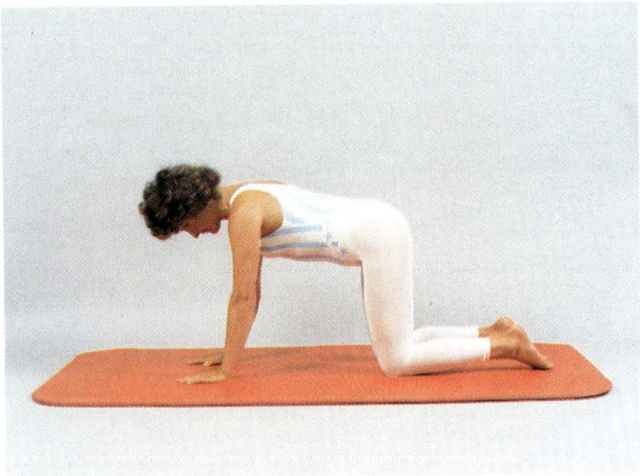

6. Po-wackeln

a) Gesäß nach rechts und links schieben zur Lockerung.

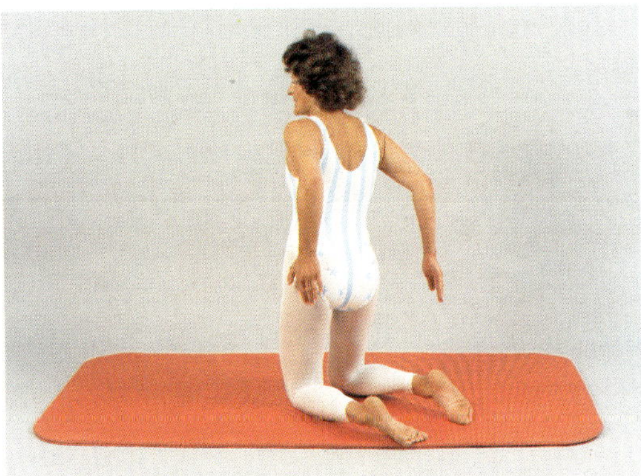

Po-klopfen

b) Kniestand locker aufs Gesäß klopfen.

! Diese Lockerungsübungen zwischendurch einbauen, besonders das „Po-Klopfen“, um Muskelkater und Verkrampfungen zu vermeiden.

7. Flankendehnung

– rechtes gestrecktes Bein seitlich heben – zurückführen – Standbein (Knie) überkreuzen (Halbkreis) (gegengleich).

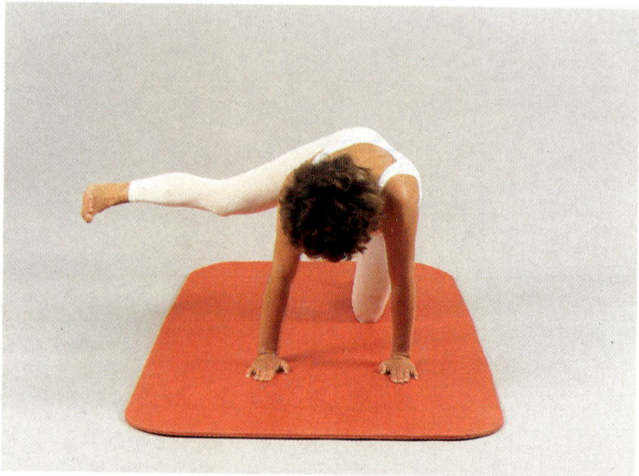

! Enddehnung – Fußspitze anschauen – kurz heben.

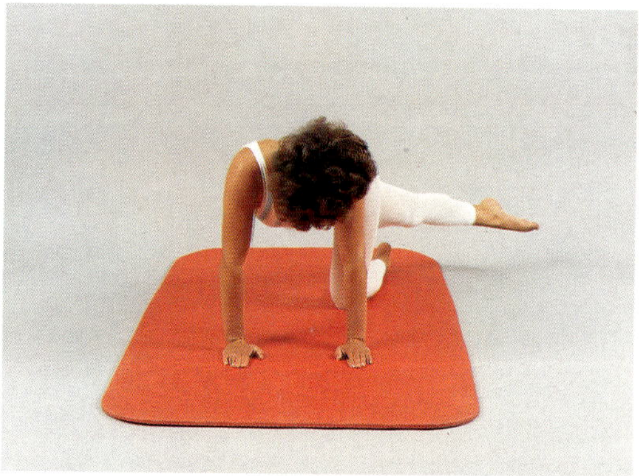

8. Fliegerhaltung

– Gesäß zieht etwas nach hinten Richtung Fersen – Arme in Seithalte.

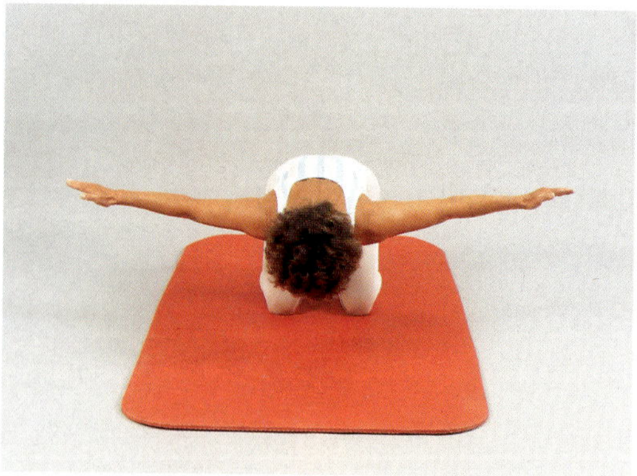

! Von Kopf bis Gesäß gerade Linie bilden – Fingerspitzen zur Seite, Arme nach oben dehnen.

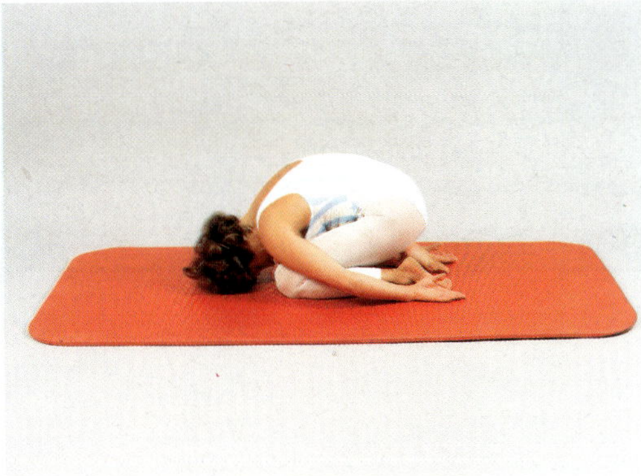

9. Entspannungsübung

Fersensitz – Stirn auf Unterlage, Arme seitlich neben die Beine legen – in den Bauch und gleichzeitig Richtung Lendenwirbelsäule atmen (Rettungsring aufblasen). 2–5 Minuten entspannen!

Musikempfehlung:
Alle Übungen im Vierfüßlerstand können sehr gut nach der Musik von Antony Ventura oder Richard Claydermann (als Cassette im Handel erhältlich) durchgeführt werden.

Wirbelsäulen-gymnastik II

Gezielte Übungen für Rücken- und Bauchmuskulatur

! Übungen ca. 2–6 mal durchführen

Übungen für Lendenwirbelsäule (LWS) und Bauchmuskulatur

! Eine gesunde Wirbelsäule verlangt nicht nur ein optimales Muskelkorsett der Rückenmuskulatur, sondern auch eine intakte Bauchmuskulatur. Somit ist es verständlich, daß das „Eine“ ohne das „Andere“ nicht geübt werden kann.

Grundstellung:

Rückenlage (bei HWS-Problemen evtl. eine dünne (2–3 cm), keine zu weiche Unterlage unter den Kopf). Arme liegen locker neben dem Körper.

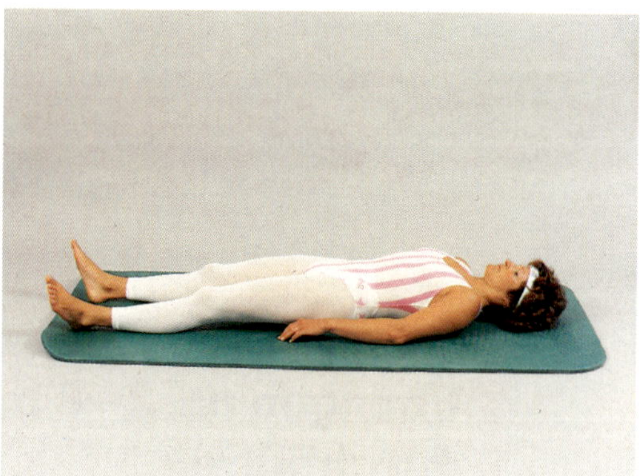

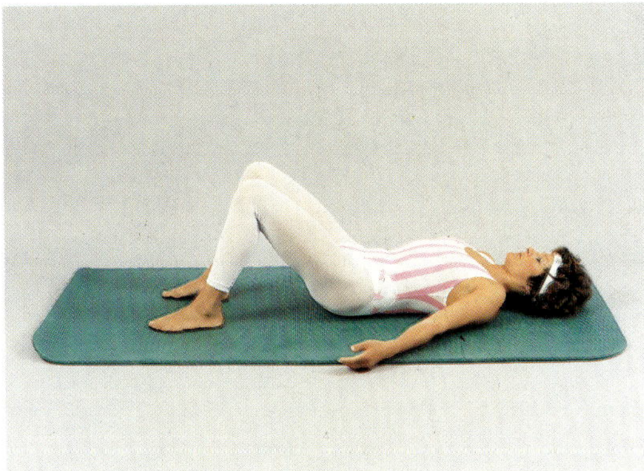

1. Kreuzdrücker

a) Beine anstellen, Kreuz (LWS) auf Unterlage (UL) drükken, Gesäß und Bauchmuskeln spannen.

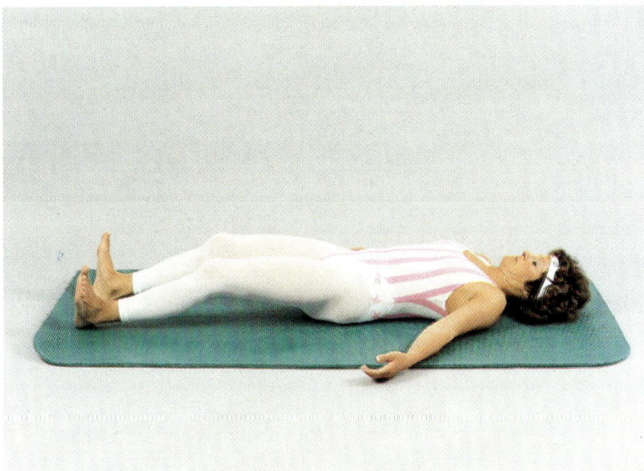

b) Steigerung: Beide Beine etwas mehr strecken, Knie leicht anwinkeln.

! Übung langsam durchführen – Spannung halten (8–10 Sek.) – langsam entspannen – ruhig atmen.

2a. Bauchstärker

Kreuzdrücker wie Übung 1. Fußspitzen hochziehen, Knie leicht anwinkeln, Kopf und Arme heben, zu den Fußspitzen schauen.

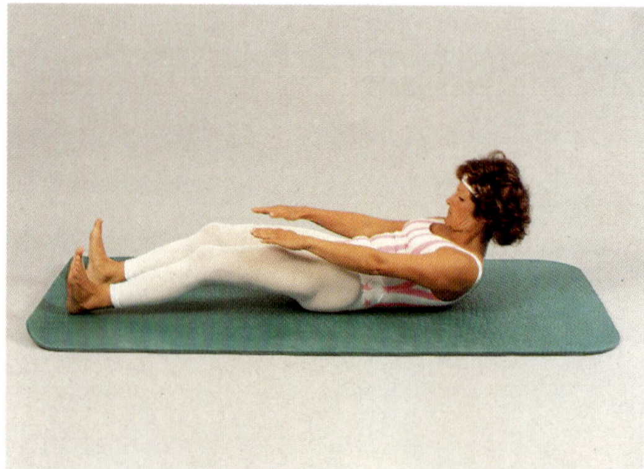

2b. wie 2 a, aber diagonal ziehen, linke Fingerspitzen zur rechten Fußspitze – Bein etwas abheben.

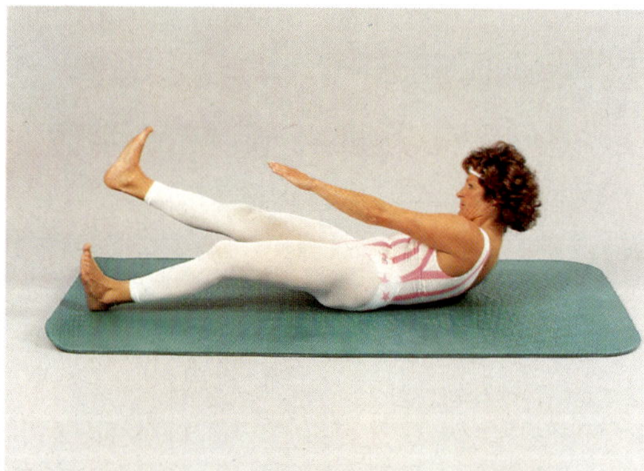

! Spannung halten – ruhig atmen – kräftigt die schrägen Bauchmuskeln.

2c. wie 2 a, Rumpf zur Seite beugen, rechter Arm zieht Richtung rechte Kniekehle (Hosennaht), (gegengleich).

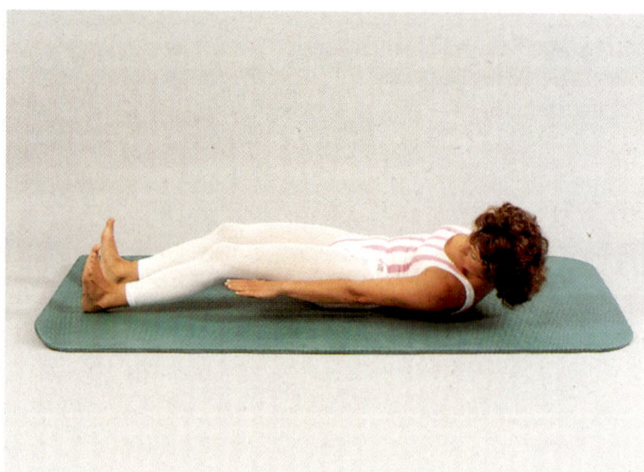

! Schultern und Kopf beim Seitbeugen heben.

Entspannungs- und Lockerungsübungen

Diese Bauchtrommel immer zwischen die Übungen einbauen.

Bauch-trommel

– Knie anwinkeln, dadurch sind die Bauchmuskeln entspannter, locker auf's „Bäuchlein" trommeln.

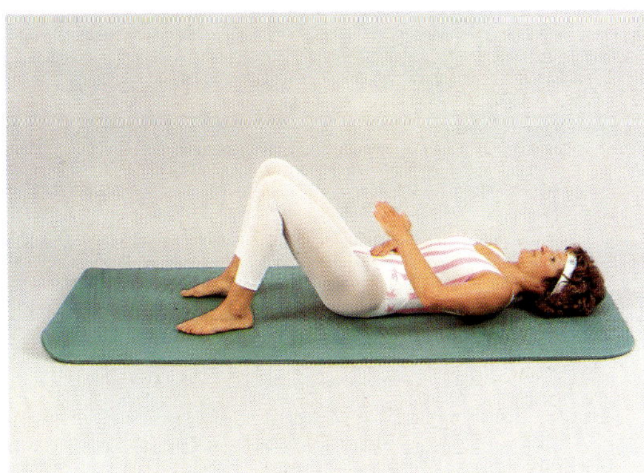

3. Hüftkreisel

Knie anwinkeln – hüftbreit auseinander – Füße überkreuzen, mit den Knien kreisen, Hüfte beschreibt auf der UL einen ovalen Kreis (gegengleich).

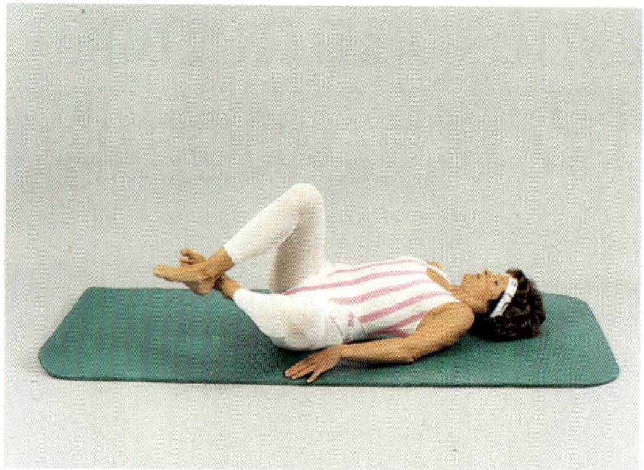

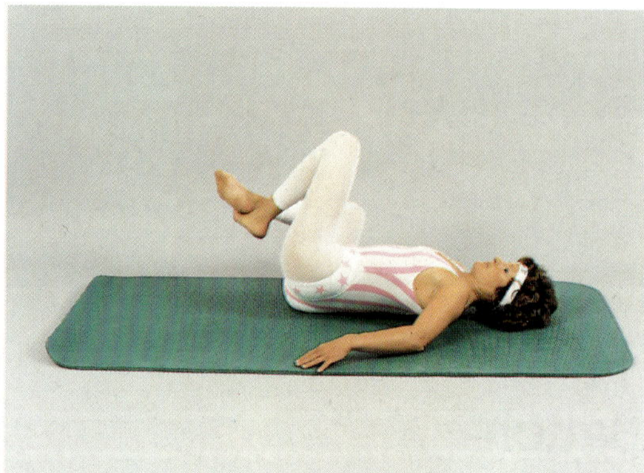

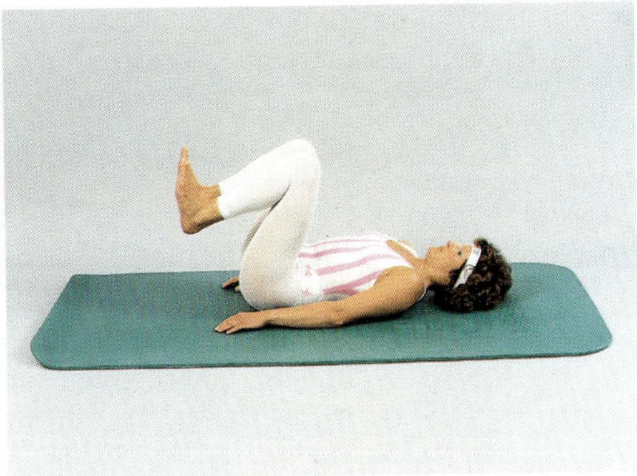

4. Ischiasdehnung

a) Beide Knie anwinkeln,

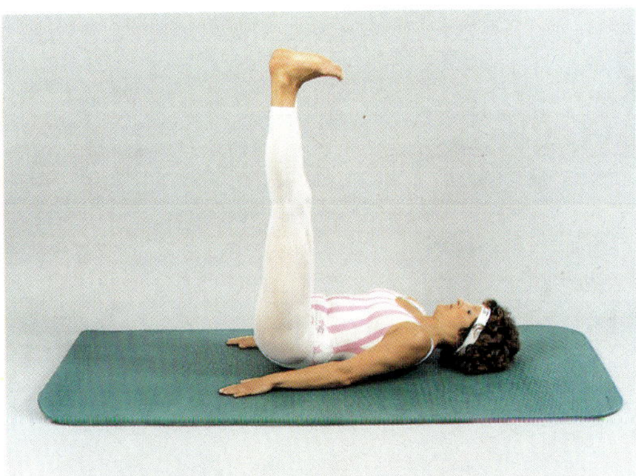

Beine senkrecht hochstrecken – Fußspitzen herziehen.

! Im Kniegelenk ganz strecken.

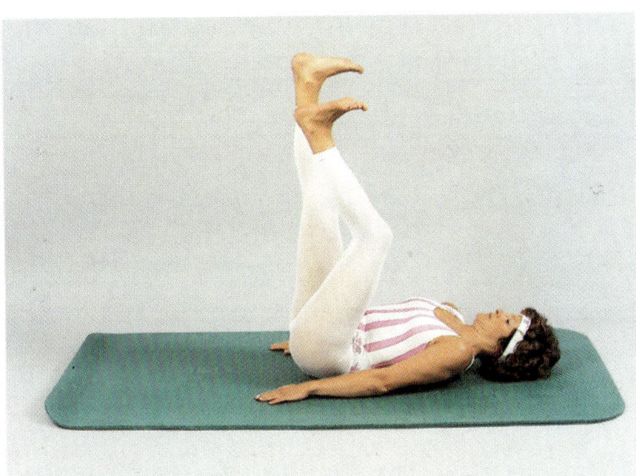

b) wie a, rechte Ferse schiebt nach oben (gegengleich).

c) wie a, rechte Fußspitze zieht nach vorne (gegengleich).
Beide Fußspitzen ziehen nach vorne (Richtung Nase).

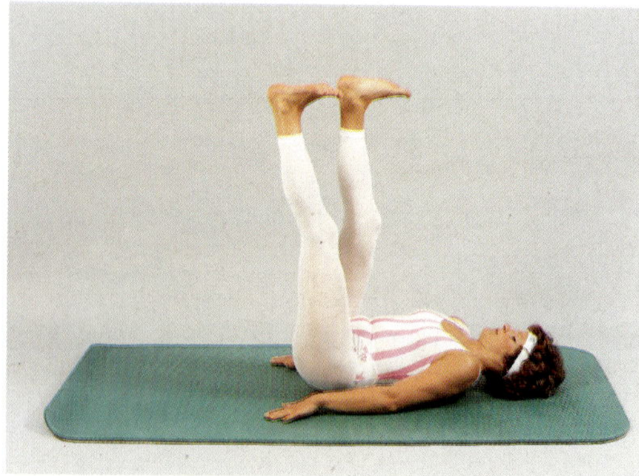

d) wie a, Hüfte dreht nach rechts und links.

! Arme unterstützen rechts und links am Boden – Kreuzdrükker beachten – Atmung!

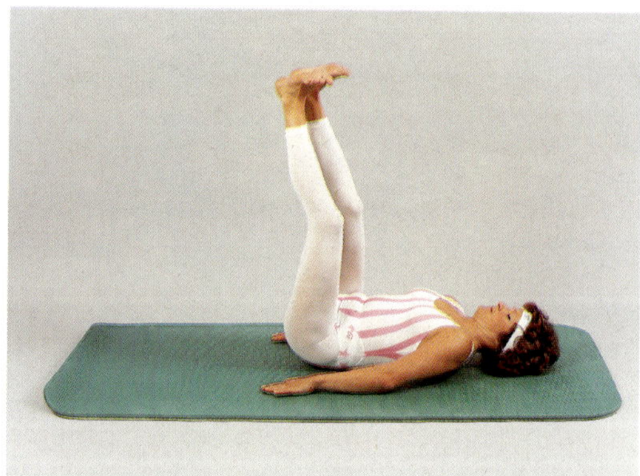

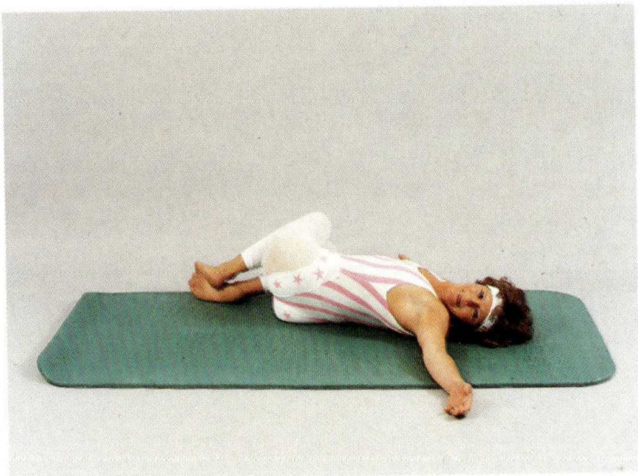

5. Rotation

a) (WS-Drehung) – Knie anwinkeln, zur rechten Seite ablegen – Arme in Seithalte – Kopf dreht nach links.

! Enddehnung – Bauchatmung – durch das Gegendrehen des Kopfes wird eine totale Drehung der WS erreicht (Intensivdehnung).

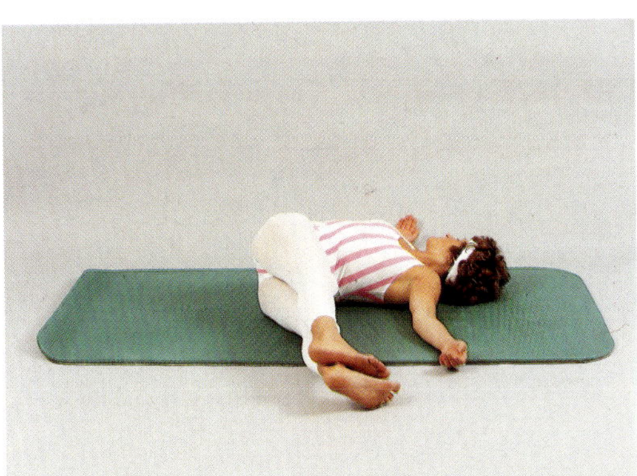

b) Steigerung

seitlich die Beine im Kniegelenk strecken – zum Rollen auf die andere Seite, Knie wieder anwinkeln.

! Kopfgegendrehung – Enddehnung – Bauchatmung.

6. Rückenrolle

a) beide Knie anwinkeln – umfassen – langsam Wirbel für Wirbel aufrollen –

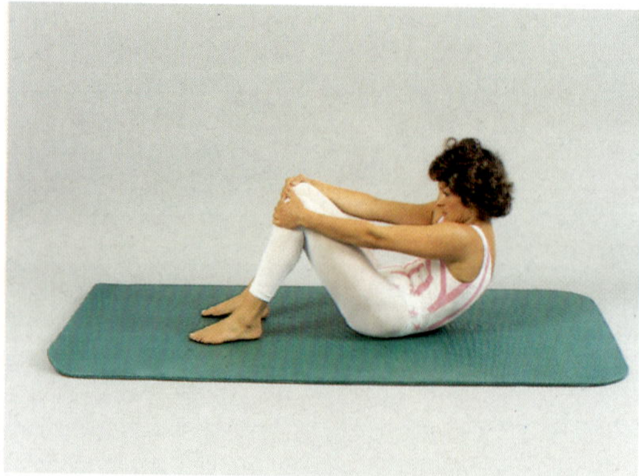

Rückenstreckung – wieder abrollen.

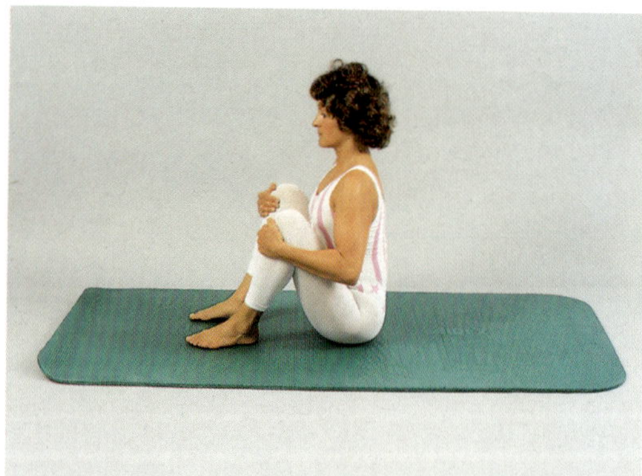

b) zügig auf- und abrollen (Rückenmassage).

! Keine Hauruckbewegung – sondern langsam und harmonisch – Bauchatmung.

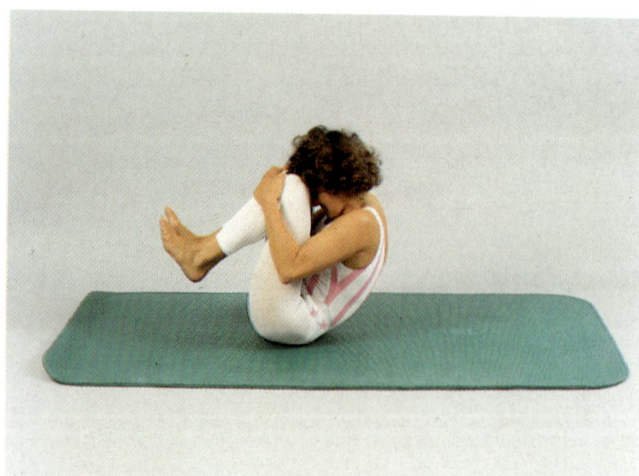

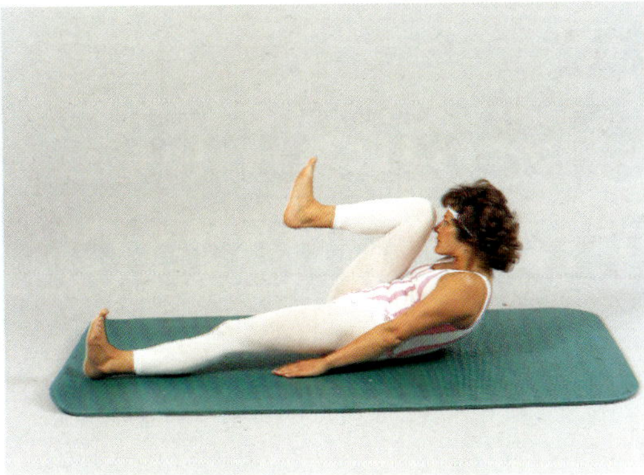

7. Kniekuß im Liegen

– ein Knie anwinkeln bis zur Nase – Arme liegen seitlich am Körper.

! Gestrecktes Bein fest auf Unterlage drücken – Enddehnung – Bauchatmung.

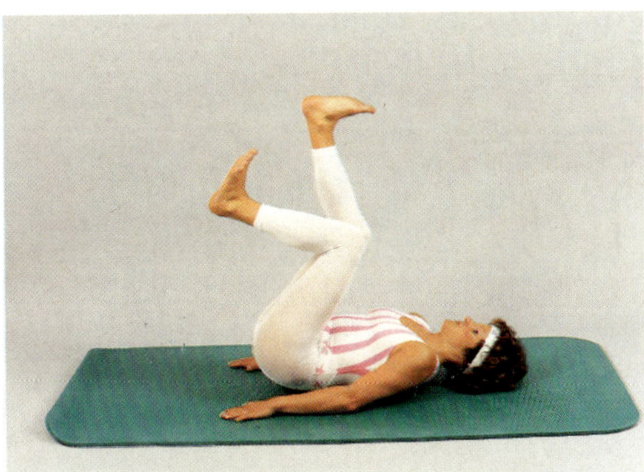

8. Radeln

– Radelbewegung – Ferse schiebt nach oben nicht nach vorne.

Übungen für Brustwirbelsäule und Schulter-Nackenbereich

1. Diagonal-dehnung

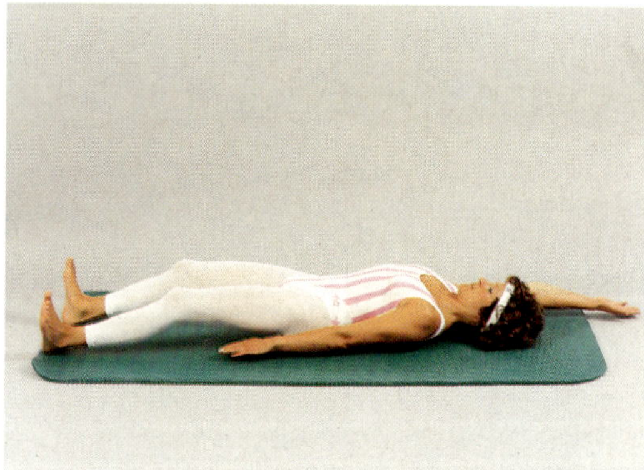

– rechter Arm in Hochhalte, linker in Tiefhalte – diagonal auseinanderdehnen, zugleich rechten Handrücken und linke Handfläche auf Unterlage drücken.

1a. Steigerung: Kopf etwas heben! (2–3 cm).

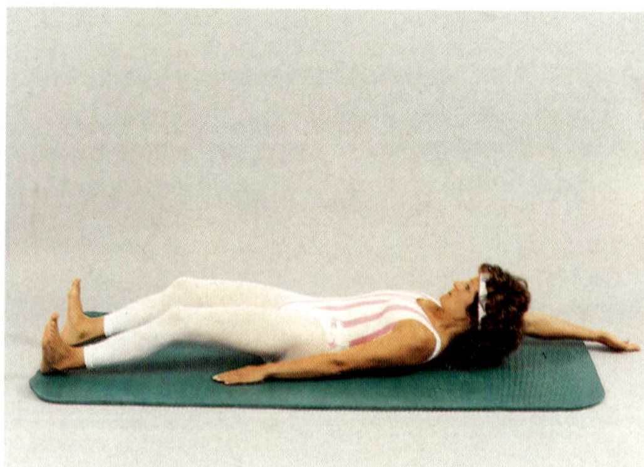

! Kreuzdrücker nicht vergessen – Enddehnung – Atmung – Beine zur Entlastung der LWS evtl. anstellen.

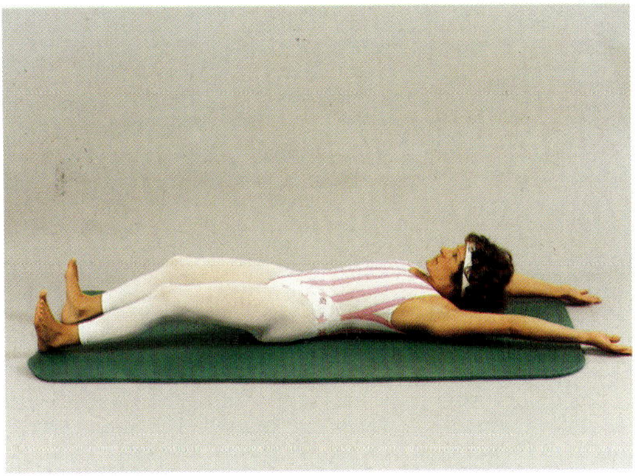

2. Parallel-dehnung

– beide Arme in Hochhalte – Fingerspitzen dehnen – Handrücken drücken auf Unterlage – Kopf etwas heben.

! Kreuzdrücker – Atmung – Beine anstellen – Enddehnung.

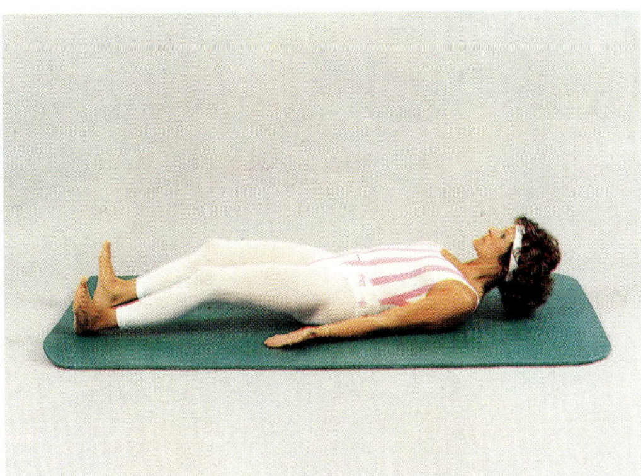

3. Brustmuskel-dehnung

– Arme in Tiefhalte – Handrücken und Schulter drücken gegen Unterlage – Kopf heben.

! wie bei Übung 2.

4. Armkreisen

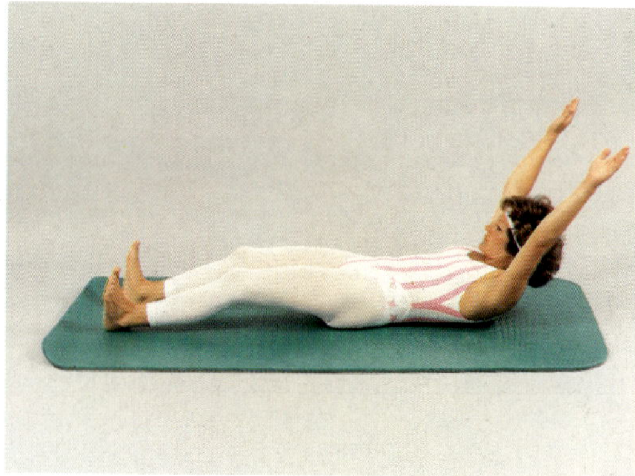

– beide Arme am Ohr vorbei zurückkreisen, seitlich am Körper senken, Kopf etwas heben.

! Dient zur Beweglichkeit und Lockerung des Schultergelenks – Kreuzdrükker – Atmung.

5. Armseithalte

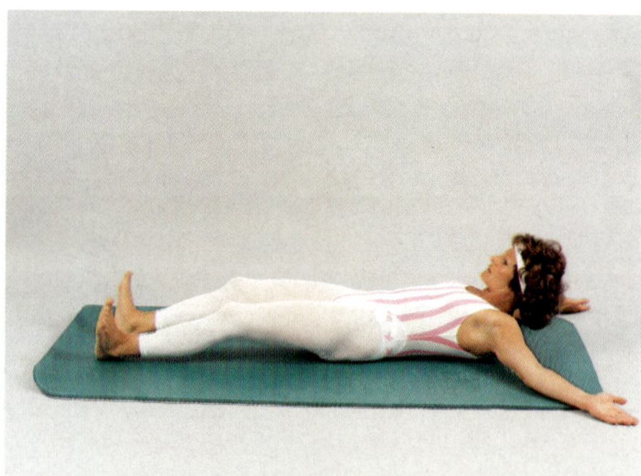

– Arme etwas schräg nach oben legen, mit Handrücken auf Unterlage drücken, Kopf etwas heben.

! Kreuzdrücker – Atmung.

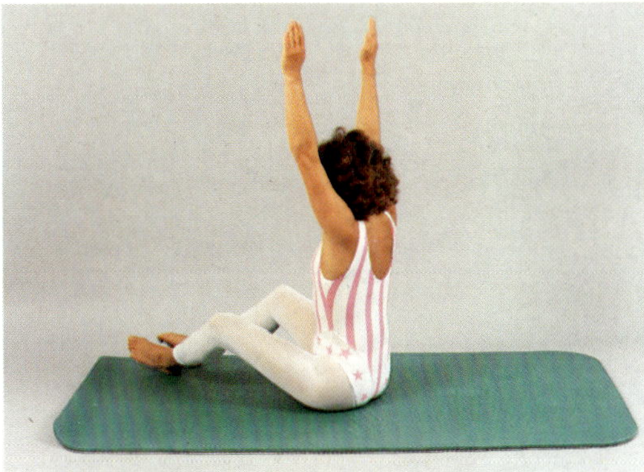

6. Aufrecht-sitzen

– im Sitzen Arme in Hochhalte bis zu den Fingerspitzen intensiv strecken.

! Rücken ganz gerade halten, Beine locker.

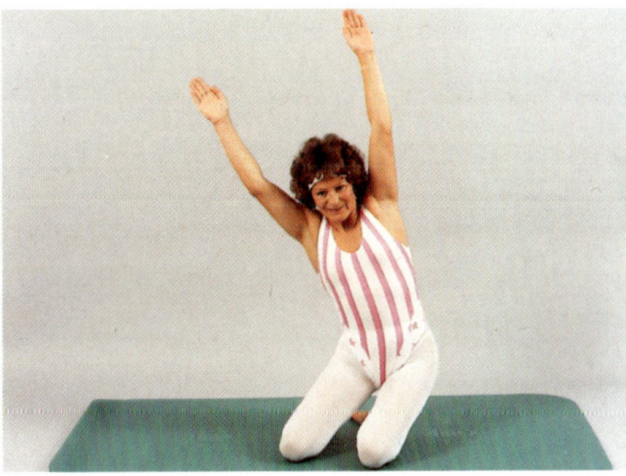

7. Schlängeln

– Kniestand – rechts neben den Knieen absitzen, sich wieder zum Kniestand hochschlängeln (gegengleich).

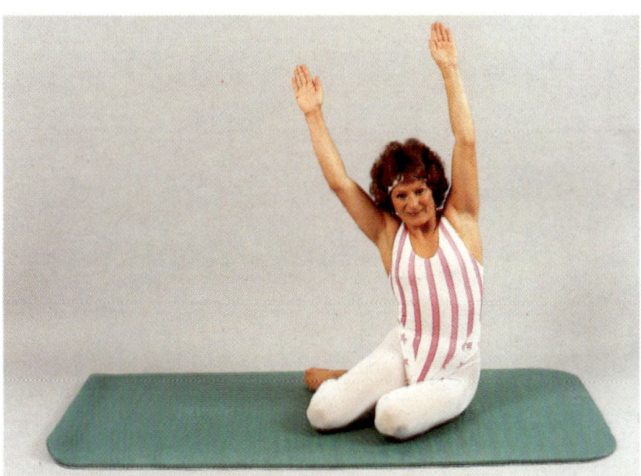

! Diese Übung ist zu Anfang etwas mühsam, geht aber täglich besser und ist als Abschluß des Programmes gedacht.

Übungen, die mit „Vorsicht“ zu genießen sind

Bei WS-Problemen oder zur Vorbeugung, diese Übungen nicht zu oft durchführen oder aber meiden.

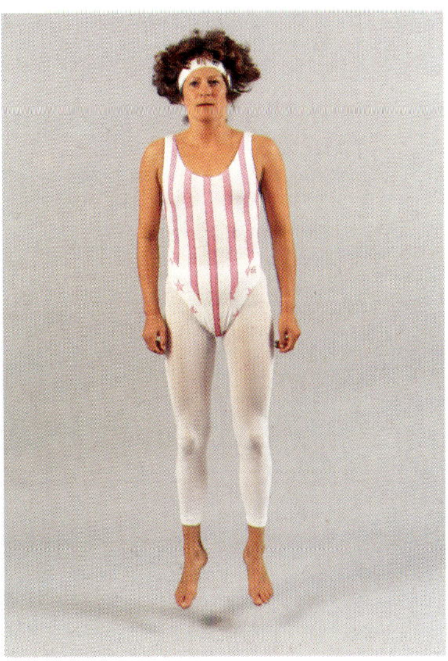

Das Hochhüpfen

! Zu intensives langes Hüpfen, ohne weiche Abfederung und auf hartem Boden belastet zu sehr Fuß-, Knie- und Hüftgelenke und erzeugt einen Stoß auf die Wirbelsäule.

Die Rumpfvorbeuge:

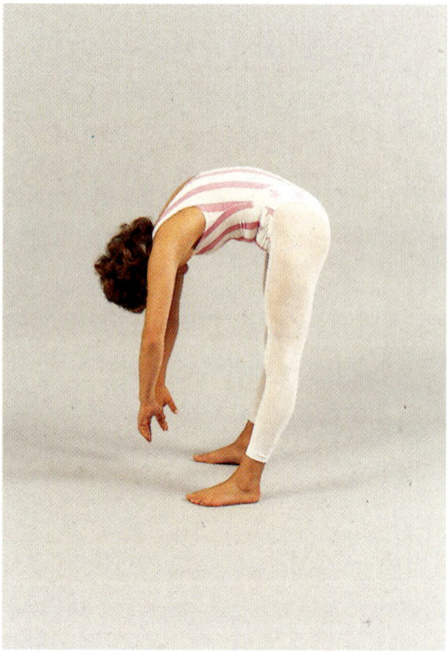

! Die Bandscheiben werden um das 15-fache mehr belastet, als in aufrechter Stellung. Sie können dabei auf einen Nerv drükken, Hexenschuß und Schmerzen sind die Folge. Noch ungünstiger ist diese Bewegung zur Seite oder aber mit Gewichten und Gegenständen.

Die extreme Hohlkreuzübung

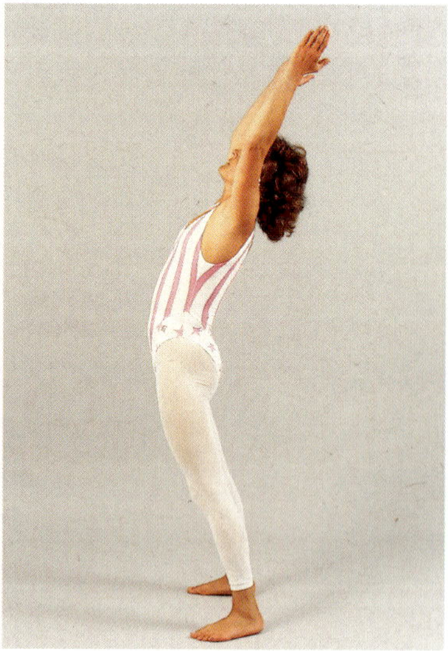

! Zu lange und intensive Rumpf-Rückenbeugung belastet die Wirbelgelenke einseitig, genauso verhält es sich bei der Kopfrückneigung. Das kann zu arthrotischen Veränderungen führen.

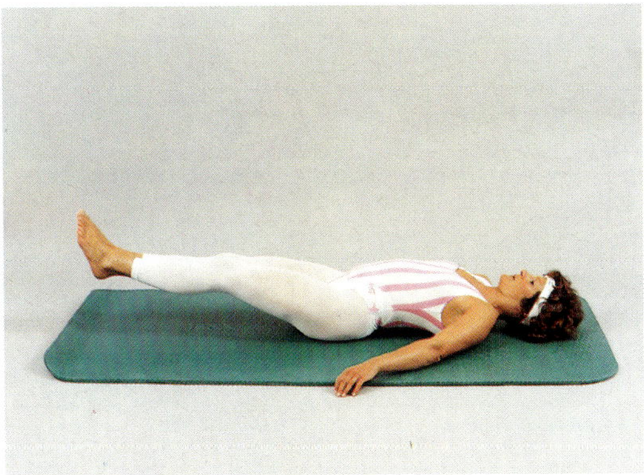

Bauchmuskelübung:

Rückenlage, die gestreckten Beine auf- und abführen oder kreisen (Bandscheibenbelastung).

! Starke Hohlkreuzstellung und Bandscheibenbelastung entsteht, wenn die Beine kurz über dem Boden sind und evtl. noch gehalten werden, deshalb die Beine beim Hochziehen immer anwinkeln.

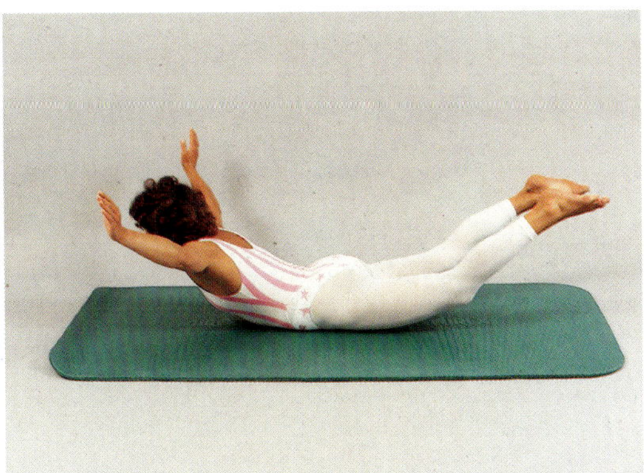

Schaukelübung:

Bauchlage, mit vorgestreckten Armen und rückgestreckten Beinen schaukeln.

! Wirbelsäulenbelastung in HWS (Kopfrückneigung) und LWS (Hohlkreuz) entsteht.

Kopfkreisen:

! Führt zu Schwindelgefühl – starke HWS-Belastung evtl. Neigung zu Blutandrang im Gehirn.

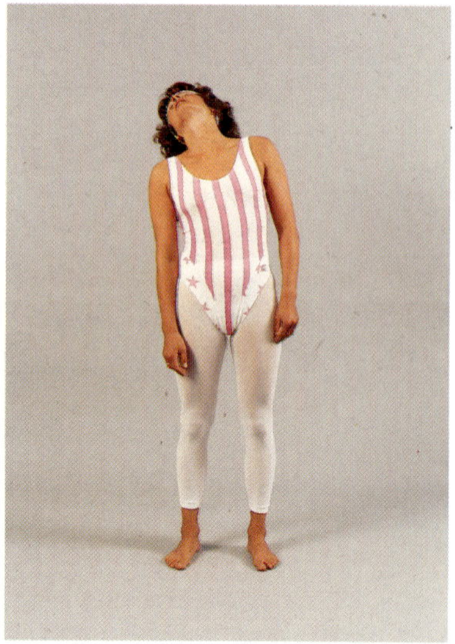

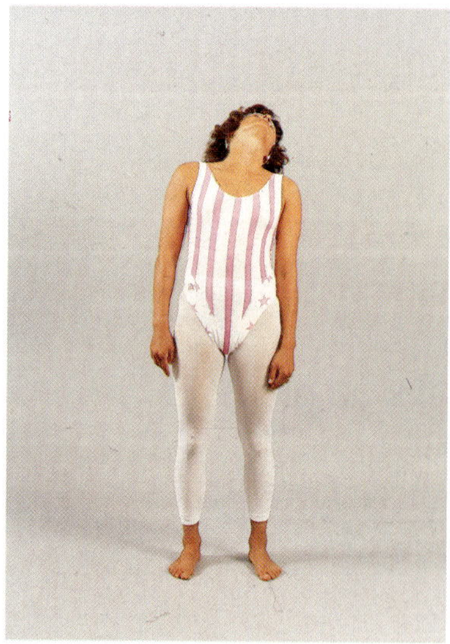

Tips und Verhaltensweisen für eine intakte Wirbelsäule

Die Haltung

Haltung bedeutet das harmonisch ineinanderfließende Spiel aller quergestreiften (unserem Willen unterworfenen) Muskeln, ohne Überdehnung, ohne Überspannung und ohne Erschlaffung.

Das Stehen

„Mit beiden Beinen im Leben und auf dem Boden stehen!"

Beide Beine gleichmäßig belasten, Fußspitzen zeigen leicht nach außen, Knie lokker lassen, hüftbreit stehen, ohne verstärkte Hohlkreuzbildung – mittlere Schulterstellung.

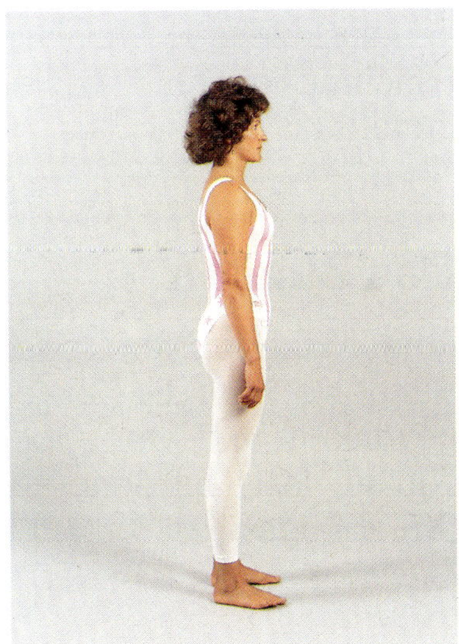

Fehlhaltung:
Einseitiges Belasten durch schwere Gegenstände, Beckenschiefstand durch Seitenverschiebung der Hüfte, eingeengte Atmung durch Überkreuzung der Arme, Rundrücken durch vorhängende Schultern.

Das Sitzen

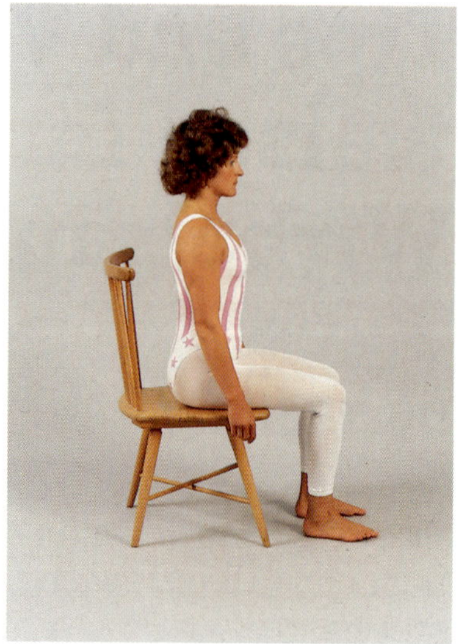

Der Körper soll im Fuß-, Knie- und Hüftgelenk und zwischen Kinn- und Halsmuskulatur einen rechten Winkel bilden. Die Sitzknorren und Sitzbeinäste sind von Natur aus für das Sitzen vorgegeben.

Fehlstellung:
Übereinandergeschlagene Beine führen zu Krampfaderbildung und Durchblutungsstörungen, „Lümmeln" führt zu überdehnter Rükkenmuskulatur, schlaffer Bauchmuskulatur, Taillen-Fettansatz.

Das Bücken

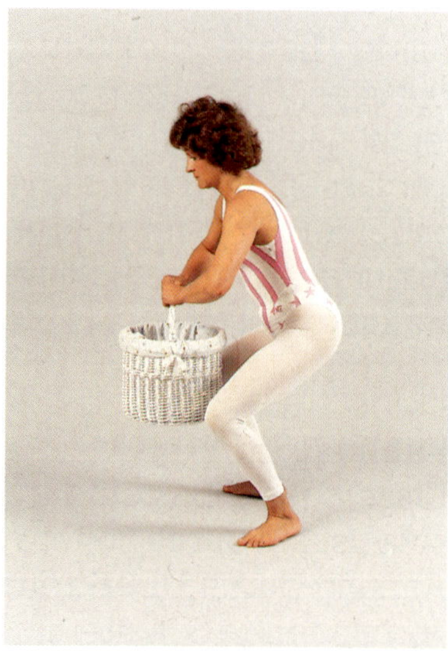

Beim Aufheben von Gegenständen sollten die Knie angewinkelt und der Oberkörper fast aufrecht sein (Kniebeuge).

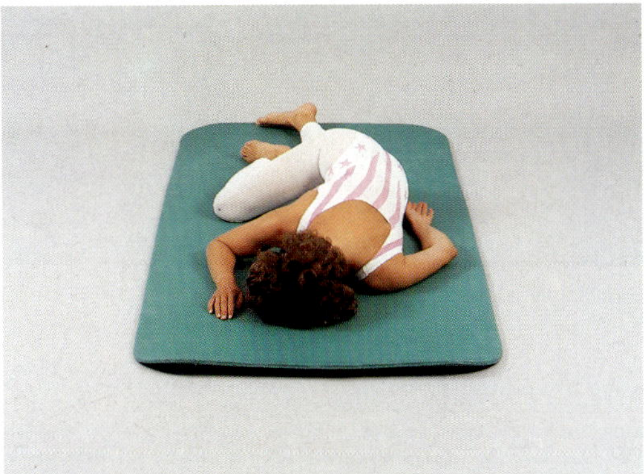

▼
Idealstellung:
Stabile Seitenlage, Gesicht auf flaches Kissen legen, ein Arm liegt vorne, einer hinterm Rücken leicht anwinkeln.

Das Liegen

Rückenlage, leichte Kopfunterlage, daß ein rechter Winkel zwischen Kinn und Hals gewährleistet ist. Sinnvoll ist eine Knierolle zur Entlastung der LWS.

Fehlstellung:
Verschränkte Arme führen zu Atemeinengung, übereinandergeschlagene Beine führen zu Zirkulationsstörungen, verkrampftes Liegen auf zu weicher Unterlage führt zu Rücken- und Kopfschmerzen, Müdigkeit, Schlaflosigkeit.

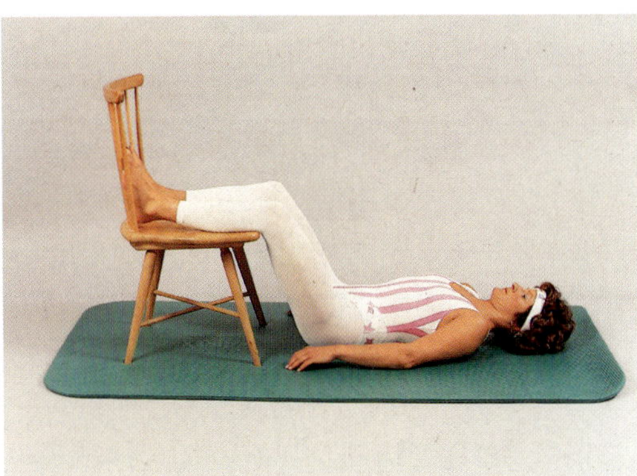

Entspannungslage

Durch 10–15minütiges Hochlagern der Beine – Idealstellung bei Rükkenbeschwerden!

Das Tragen und Heben

Einseitiges Tragen von Einkaufstaschen verschiebt die WS. Schwere Gegenstände z. B. aus dem Kofferraum eines Autos, so nahe wie möglich an den Körper heranziehen, dann erst hochheben, Knie locker lassen.

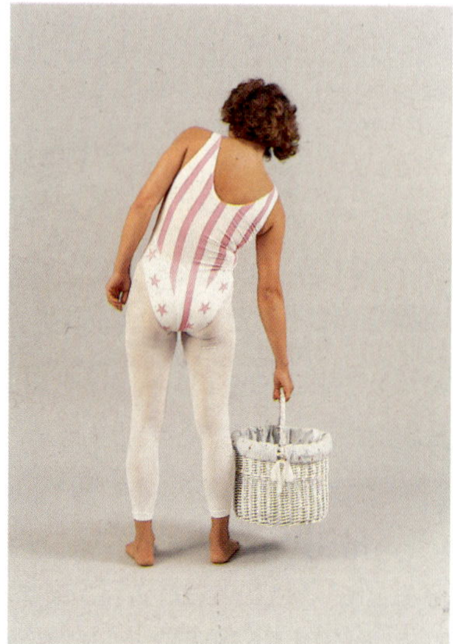

Das Anziehen

Schuhe oder Socken so anziehen, daß das Bein auf einen Stuhl gestellt wird oder in die Kniebeuge gehen.

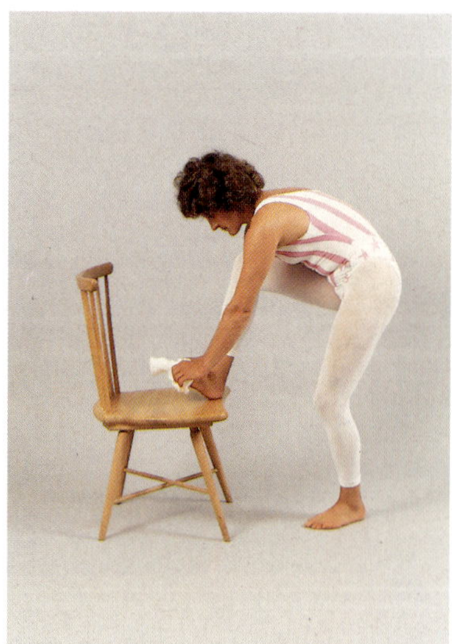

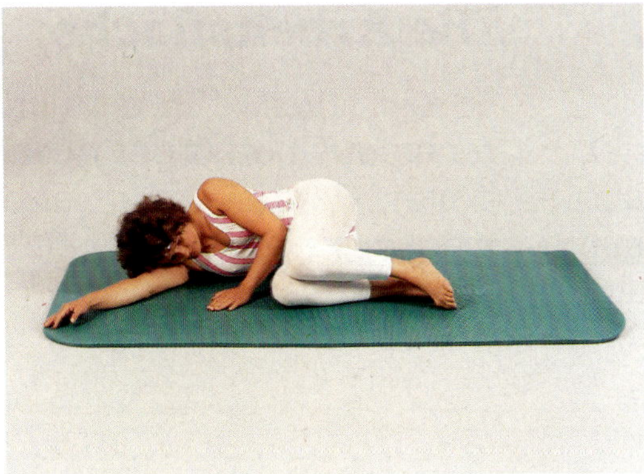

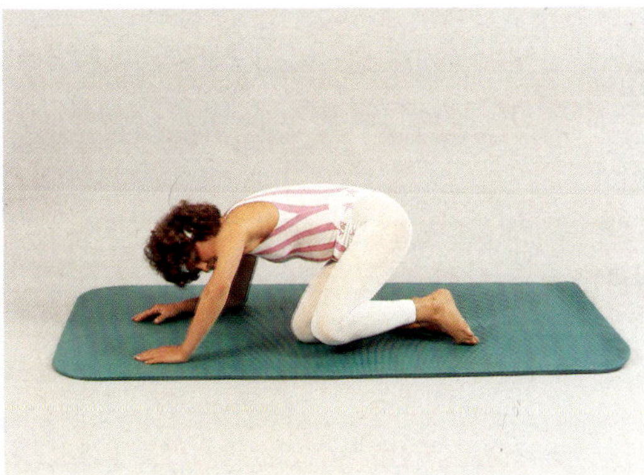

Das Aufstehen

Das Aufstehen aus der Bauchlage nicht mit aufgestützten Armen und durchgedrücktem Hohlkreuz vornehmen, sondern sich auf die Seite rollen, Knie anwinkeln und aufrichten.
Lesen in Bauchlage mit erhobenem Kopf eher vermeiden oder ein Kissen unter den Bauch legen.

Das Radfahren

Das Radfahren mit geradem Oberkörper entlastet die WS. Auch Wandern auf weichem Waldboden mit flachen Schuhen ist günstig.

Die Arbeitsfläche

So einstellen, daß mit aufrechtem Oberkörper gearbeitet werden kann, also möglichst hoch einstellen.

Das Treppensteigen

Treppensteigen ist dem Fahrstuhl immer vorzuziehen, denn dadurch bleibt der Kreislauf in Schwung, auch mehrere Muskelgruppen werden trainiert.

Für die freundliche Unterstützung bei der Herausgabe dieser Broschüre bedanken wir uns bei den Firmen:

AIREX, GAUGLER & LUTZ oHG., Aalen,
für die zur Verfügungstellung der Matten.

MEDICO, AMMON & BITZER GmbH, Albstadt
für die zur Verfügungstellung der Gymnastikanzüge.

Übungskassette zur Gesundheits- und Wirbelsäulen-gymnastik

Neu

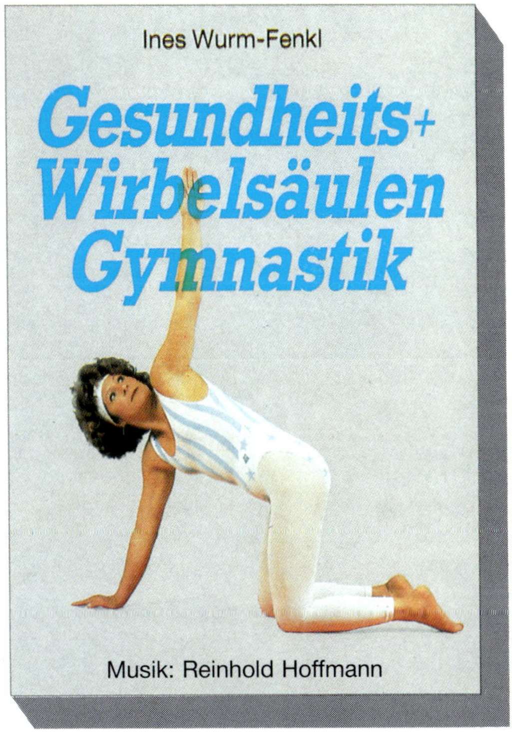

Text: Ines Wurm-Fenkl
Musik: Reinhold Hoffmann

DM 24,-

Programm:

Seite 1 (20 Minuten)
Gesundheitsgymnastik
1. Aufwärmen
2. Armschwingen
3. Marionette
4. Kopfdrehen
5. Schulterziehen
6. Rumpfbeugen
7. Beckenschieben
8. Beinheben

Seite 2 (20 Minuten)
Wirbelsäulengymnastik
1. Aufwärmen
2. Einarmstrecken
3. Armrutschen
4. Tiefkriechen
5. Katzenbuckel
6. Knieklopfer
7. Diagonalstrecker
8. Auslockern

Notizen:

Notizen:

Notizen: